U0001112

艾熙的

減重 甜點

5
種超級食物，
打造讓身體吃得快樂、
滿足的美味配方

減重飲食研究女王

陳艾熙

著

我從來沒有想過自己有一天會寫作者序。有時候人生真的是一個很有趣的旅程，當你越限制你的路線，你的道路似乎會越不平坦，像我，在人生走到一個我以為的死胡同時，我放棄了我的目的地，我試著亂走，看看其他路上的風景，突然發現原來我還有很多路能走，甚至多到我有時還必須取捨幾個路口。在我以為我只有一條路能走時，我很沒有自信，因為在這條路上的每個人都像是全副武裝，身懷各種絕技，而我只能沿路一直拜師求藝，邊跌倒邊往前走，直到我走到身體的傷來不及癒合，路卻越來越窄，變成我再也擠不出去的死胡同時，我停下來療傷，走出巷子試著往其他條路上看看，才發現或許有更適合自己的路。

不過這不代表我後悔我曾經的堅持，人生有時像在養成一個習慣，短時間你看不出來有什麼改變，但累積起來成效卻遠超乎你的想像，累積，就是人生給你最好的禮物。而累積對我而言是從經驗獲得，越糟的經驗通常能獲得越大的累積，而在我人生目前最糟的經驗，應該是 2016 年時得到了帶狀皰疹，從此開始了我將近兩年對於自己身體的研究史，研究自己怎麼樣能變瘦，怎麼樣不會水腫，怎麼樣增加免疫力，怎麼樣不掉頭髮，怎麼樣讓壓力紓解，怎麼樣喜歡自己。

這過程我摸索很久，嘗試走過很多不同的路，也碰到不少死路，只好回到路口再重新走一條新的路，不斷的看書、上網查資料、用自己的身體去做實驗，然後走到目前現在的我。

也許相較於快三年前的我，我健康了很多，我甚至比以前自信了很多，不過我並不知道這是不是我最好的樣子，因為未來還很長，我的自我研究史也會在這本書之後繼續進行，不過因為我的改變，讓我開始有很多身邊的朋友及網路上的朋友們來詢問：你怎麼做到的？你能不能也幫我瘦下來？

不可否認的，在身體健康時，很多人認為瘦下來是最重要的事，但在身體健康曾經出過問題的人身上，身體健康才第一，瘦只是一個 Bonus。因此我開始分享我這兩年多來所搜集的知識，我自己實驗在身上的經驗結果分享，同時間也開放式的繼續聽取很多人的經驗，繼續研究更深的領域，然而我發現，身體的運作真的很神奇，並沒有一項理論是可以用於所有人身上的，飲食理論像是宗教信仰，你用你自身的經驗去取決你要信仰哪一個飲食方式，或更明確的說，去創造你自己的飲食模式。

所以我這本書的分享，並沒有任何專業營養師或醫生的保證，只有我自己經驗的分享，還有這幾年我聽見、看見的案例，讓我認為我

想要讓更多人去接觸這個跟電子業一樣高速發展變化的飲食營養文化，如同我說的，如果飲食是你可以選擇的信仰自由，那說不定你現在這個信仰只是因為你以為只有這麼一個飲食真理，殊不知已經開始有很多像工業革命一樣的飲食營養理論也在改革中，只要不危害到身體健康、沒有先天性疾病、慢性病或懷孕的人，我都希望你們抱持著開放的態度去讓你的身體試試看不同的飲食方式。

而這本書只是一個開端，希望我有機會能繼續不斷地跟大家一起探討這個領域，而對於很多專業評論我想在此先道歉，我並不是專業學者，如果有任何的錯誤都接受各方專家的指教，只是也希望專業醫學界能開始開放新觀念的嘗試，讓大家有機會讓自己過得更健康。

最後我想說，雖然沒有什麼一定對身體好的飲食，但我相信有一定對身體沒幫助的飲食像是反式脂肪或是氰化物，不過即使天然存在的食品，過量對身體也都不會是好事。

希望大家看完這本書，也能看到另一個陳艾熙。

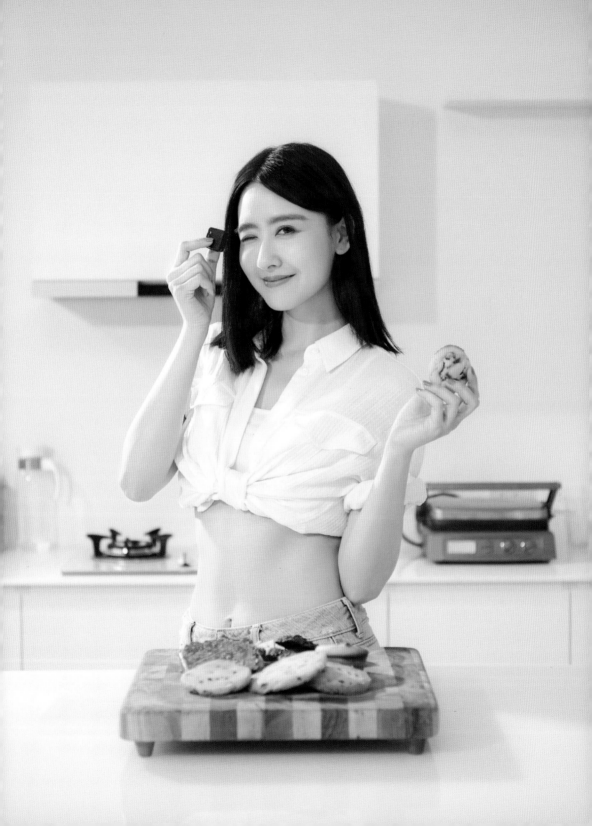

Chapter 01

Chapter 02

Chapter 03

Chapter

01

認識我，認識這些
吃不胖的飲食觀念

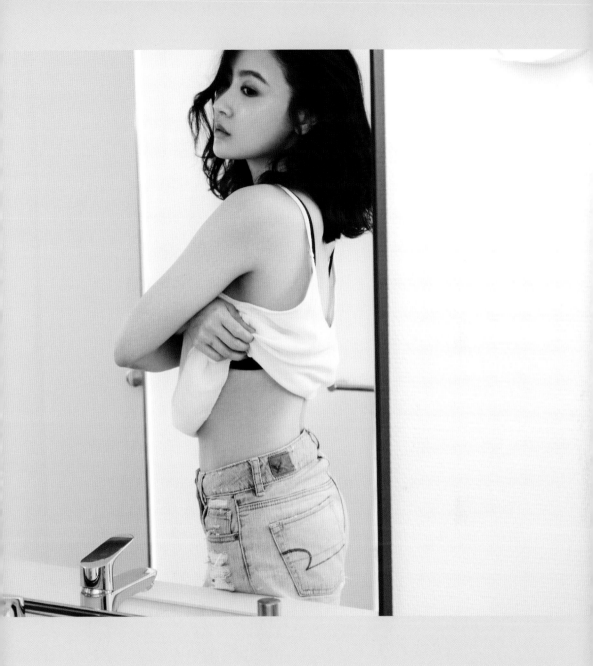

我是怎麼走進
瘦身飲食研究？

大學求學時期，我偶爾會利用課餘時間接一些打工性質的拍攝工作，某次意外受邀錄製《大學生了沒》這個節目，又正巧被當時製作人邀請成為節目班底，就這樣「誤打誤撞」踏入了演藝圈。

許多藝人一旦進入演藝圈後，往往就會為了上鏡好看而開始有一些比較積極的減肥習慣。不過我因為從小到大都不排斥運動，平時飲食習慣也算良好，所以在 28 歲以前體重往往只在 2 公斤上下徘徊，對於減肥這件事，當時其實只需要晚餐少吃一點、食物過水、吃水煮餐；運動方面就是跑個跑步機、騎飛輪……身體一下子就能瘦下來，甚至時常能輕鬆減到「紙片人」的身形。因此關於減重這門課題，在過去，並沒有對我造成太大的負擔。甚至從小到大我一直認為自己就是屬於天生不易發胖的女生？！

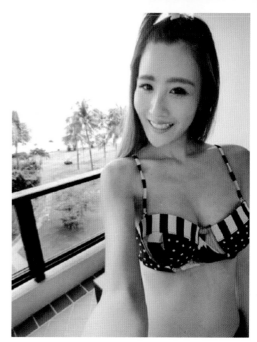

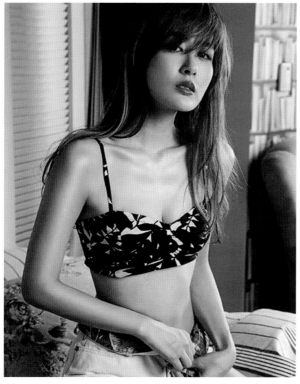

一直到 2017 年我碰上了一場奇怪的疾病，才讓我真正踏進「減重」這條路。那場大病，讓我莫名暴肥了 12 公斤。在這之前，大家對我的印象應該是《大學生了沒》、或《PMAM》裡面的纖瘦美眉。就連我自己也很難想像短短的兩年間，我的身形會近乎失控般產生那麼大的變化？

而我暴肥 12 公斤的經驗並不是我暴飲暴食吃出來的，也不是缺乏運動所引起。所以想來就覺得莫名其妙，不知道到底身體出了什麼狀況？

我暴肥時間點是發生在 2017 年接到一個中國的戲劇邀約的時候。原本以為是一個大好的工作機會，沒想到一到對岸開始拍戲時，先是面臨水土不服的問題，緊接著還有適應當地團隊工作方式的壓力，最後拍著拍著竟遇到所謂的演藝圈「潛規則」。僅僅到當地幾個月，就造成我心理極大的壓力，很快的我的身體免疫系統就出現了問題，接連引發帶狀皰疹。因為皰疹長在臉上，沒有辦法化妝，所以拍戲被迫停工，我只得回台灣休養。直到臉部皮膚表面的皰疹狀況好一點了，才能回去把戲拍完。

本來以為這只是皮膚出狀況，沒想到回台治療後，才發現帶狀皰疹是神經病毒的疾病，因為小時候有長過水痘，所以水痘痊癒後，引發水痘的 VZV 病毒（varicella-zoster virus）就會潛伏在體內神經裡，

當抵抗力低下到一個程度，VZV病毒就會以帶狀皰疹的形式再次復發。

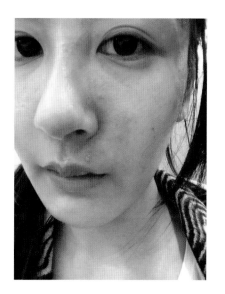

帶狀皰疹比較容易長在年紀較大的老人身上，因為年紀大了，抵抗力越來越低，才可能觸發這個病毒。帶狀皰疹一復發，表面康復是很容易的，但身體的防禦系統已經破了一個大洞，修復是需要一段時間的。

在這次生病之前，我算是個健康寶寶，小時候連「吊點滴」是什麼都不知道，最嚴重也只有重感冒而已。在皮膚表面恢復了以後，我就回去把戲拍完，過去頭好壯壯的我，接著竟然每個月一大病，咳嗽咳到肋膜炎，以前不曾胃痛的我，竟然胃痛連痛三天，叫救護車掛急診，過去頭好壯壯的我，如今身體狀況卻每況愈下，甚至最讓我意外的是，明明一開始只是皮膚出問題，不知道為什麼演變到最後體重竟不斷飆升？

劇組殺青後，鏡子裡仍是陌生的自己，這個玩笑沒有隨著殺青而結束，我的體重直線狂飆 12 公斤，在過去二十幾年的生活，再怎樣毫無節制的大吃大喝、躺在沙發上看電視不運動，也從來沒有變胖超過 2 公斤──而且就算變胖一點點，往往過幾天又會自動瘦回來，如今看著體重計上的數字，簡直狠狠地打了我自己一個耳光。

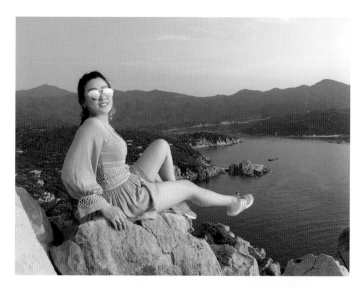

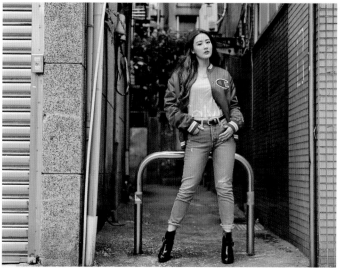

越想抑制，反彈就越大的
錯誤飲食觀念

每天面對鏡子裡的自己，心裡很難受，我告訴自己「我要開始減肥！」要盡快恢復到過去那個纖細、美麗的自己。

在生病初期，一個星期七天，我有五天都在健身房。從一開始的全身痠痛，到後來肌肉已經能夠負荷我的運動量，不太會有痠痛的感覺。出現在健身房的頻率高到櫃檯的服務人員都會開玩笑說：「艾熙，你乾脆住在這裡好了！」我笑著跟他們打招呼，但在如此高強度的運動課表下，我還是沒有減下任何一公斤，笑容背後是巨大的無力感。

經過了前面的經驗，我找了許多資料，發現飲食控制才是減肥的重點。於是，我開始抑制飲食。一開始，朋友約我聚餐，我還是會赴約，面對桌上的美食，我一口都不吃，我的朋友們都會驚呼：「陳艾熙！你的意志力也太強了！」

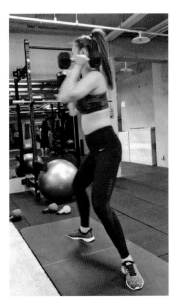

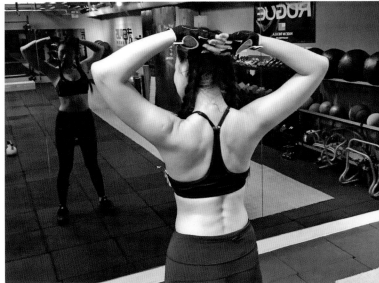

有朋友問我意志力為何如此堅定，其實那是源自心裡強烈的自我攻擊。我是社會學系畢業的，大學時期修過很多心理學相關科目，我們解析許多社會現象、分析朋友們的狀態，但在我發病的此刻，我卻解析不了自己的情緒，我只會不停責備自己，「連吃都不能控制，那我還能控制什麼」。看似強大意志力的背後，是我對自己的鞭策。後來，我不再出席朋友的聚餐，大部分的時間都待在家裡。狀態比較好的時候，我會看書、查資料，並且在家裡做飯，煮自己想吃的、比較健康的料理。

但無論我怎麼克制我的飲食，身形還是沒有改變。我很常打開電腦，看著發布在臉書、IG 上的照片，那個光鮮亮麗的自己，責備自己的情緒就會越來越高漲。在憂鬱的情緒無處宣洩時，我就會把家裡能吃的東西全部吃光，無論是零食櫃裡的餅乾，還是冰箱內的食物，全部都會被我「清光」。當我把所有食物吃光，情緒冷靜下來之後，負面情緒又鋪天蓋地向我襲來：「你看，我還是一個沒有辦法控制自己的人，只是一個胖子……」在這之後，我會更抑制自己的飲食、心情更不好、更容易暴食，就這樣進入了惡性循環的迴圈裡，久久都出不來。

回頭看那段時間的自己，刻意抑制食慾，又忍不住暴食，常常已經吃得很飽了，卻仍不停將食物送入口中，常常都會有種想吐的感

覺。而前面努力克制了十幾天的成果，卻因為一天的暴食，體重不減反增。這樣的惡性循環的根源是心靈上的匱乏與不滿足，我們都知道要控制飲食，但要怎麼健康飲食同時心靈也能獲得滿足感，是我想要傳達給大家的。

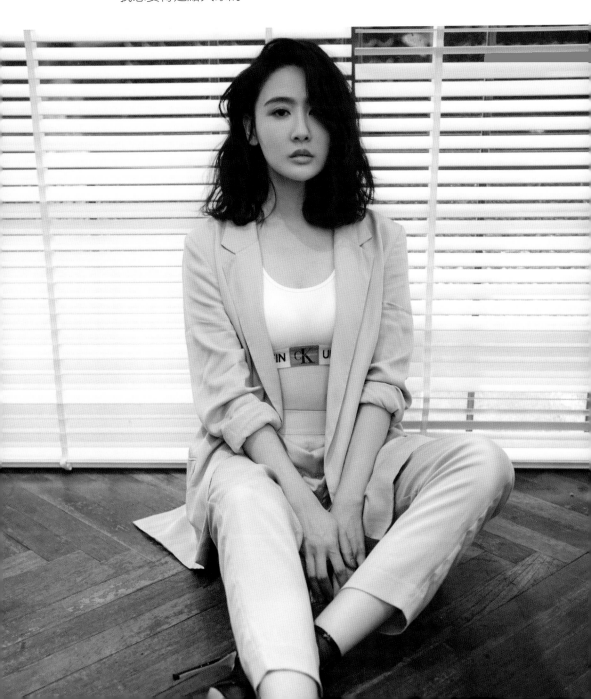

一開始變胖是因為生病，生理上的生病，不過後半段的的變胖往往是因為連心理也生病了，所以更難瘦下來。

一件事情的成果往往是很多不同的原因交互影響而導致，變胖也是，所以無法像教科書裡寫的只要「少吃多運動」這五個字就能解決。也因此，我想跟大家分享我這一路上的經驗跟獲得，也想跟大家說：不要害怕，不是只有你一個人在煩惱，也不是只有你一個人被困住。

心理上的生病可以分兩種，一種是我們從以前到現在被教育的觀念導致的錯誤，一種則是從心理學跟社會學的層面來探討。或許你會很疑惑，我們這本書不是減肥書嗎？但對我而言這本書更像是一個心得分享，因為我發現在我這段減肥經歷中，心靈的力量是最重要的。

先來聊聊關於觀念錯誤這件事，要從剛才提到的少吃多運動講起。在減肥的期間，相信大家身邊總有這樣的朋友會跟你說：「沒關係先吃嘛！之後再去運動就好啦！」這句話其實會造成非常難以彌補的後果。還好，最近我也發現越來越多人似乎理解這句話的迷思，許多減重者現在都懂得說：「你知道我這口吃下去的話，要在健身房跑多久的跑步機嗎？」

而這些話其實都是建立在我們這幾年最常見的減肥理論：計算熱量的方式去思考，吃進多少熱量我們就把那些熱量消耗掉，應該就不會胖了吧？

這個直線性用加減法來思考的方式很容易令人接受也很快的植入腦中，不過很可惜的是，人體並不是這麼簡單而直線的個體，不同的熱量來源對身體有不同的影響，相同的熱量來源對不同的人也有不同的作用，因此導致很多人明明嚴格的計算了卡路里，體重卻還是一動也不動。我來舉個很簡單的例子，今天你喝了 500 卡的可樂跟你喝了 500 卡的雞湯，到了體內你的身體卻會有截然不同的變化，得到的營養素也是天差地遠。

所以除了熱量，我們在飲食上面還需要把很多的因素計算進去，在這本書裡我們會一直去解釋這件事，現在你只要先記住一件事，只靠計算卡路里是不成立的。

接下來我們要聊聊關於心理對於身體的影響，一樣可以從「少吃多運動」這五個字出發。減肥時的你是不是也常常會有一種自己很沒有意志力的感覺？因為自己瘦不下來漸漸開始否定自己？我會，而且非常嚴重，我常常會覺得自己連吃都沒辦法控制，人生還有什麼前途呢？這沒有誇張，在那個時候我真的這麼認為。

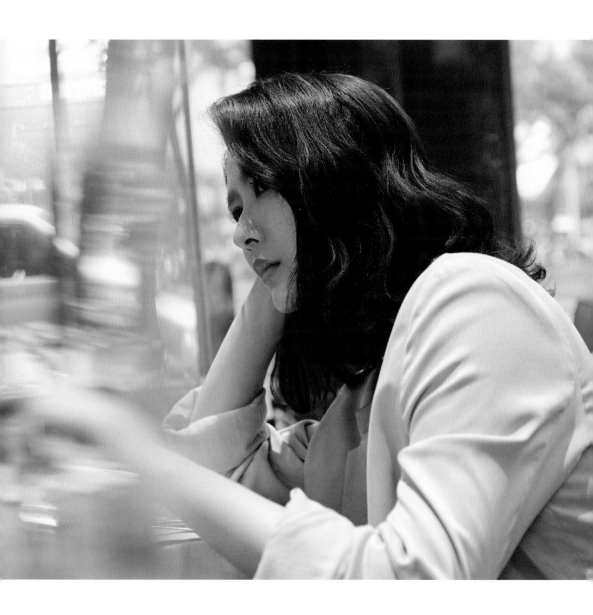

而因為對自己內心的不穩定及不認同感，會讓我們漸漸出現一些失調的行為，像是過度飲食。這種失調行為其實也是一種生病，但是大家常常會將這視為自制能力的失控而並非一種病症，這對於導正過度飲食的行為反而是個阻力。你想想，今天如果一個人的肥胖是因為甲狀腺功能低下，大家就會很寬容地去理解他是因為生病了所以沒辦法，但如果今天你只是因為控制不住地吃很多，大家只會譴責你說控制不住嘴，難怪瘦不下來，卻不會去思考為什麼你明明很不想這樣卻無法控制的在吃呢？而這種無意識地譴責更近一步地加深對自己的不認同感，變成一個惡性循環，你會開始害怕在大家面前吃東西，可是在自己一個人時卻因為壓抑的反彈而更彌補性的去吃，吃完卻又立刻後悔並譴責自己的失控。這時候其實應該要做的事情是建立良好的心智能量，找出最一開始你想要大吃的時候，是哪個事件引發了這個情緒，而通常這個情緒不會是正面的，找出每次失控的導火線後，去正視這每一次的感覺，然後再下一次又要失控前，你的大腦會開始有個緩停機制，開始練習把握這個短短的緩停時間，先開始想這次的引發點是什麼？今天回家前有什麼事情讓你感到委屈或是壓抑的嗎？

藉由我自己的紀錄發現，如果我那天在工作上非常不順，或是那天在大家面前被開了身材變胖的玩笑而整天都不敢進食的時候，回家反而容易失控的想吃一些高糖份食物來撫慰自己。所以，找出自己的心魔，接著去正視這件事，這個步驟非常重要，不可忽略。

我讀過一本很有趣的書叫做《過度飲食心理學》，裡面探討了很多現代人過度飲食的背後原因，也討論了為什麼現代社會造成越來越高比例的人飲食失衡，更重要的是作者也認為這並不是一個人獨自造成的結果，所以這裡我也推薦大家去看看這本書，讓心靈跟身體都一起被療癒。

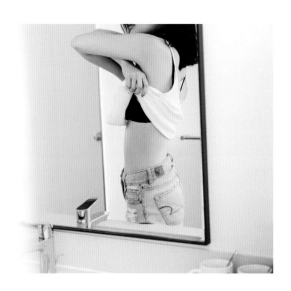

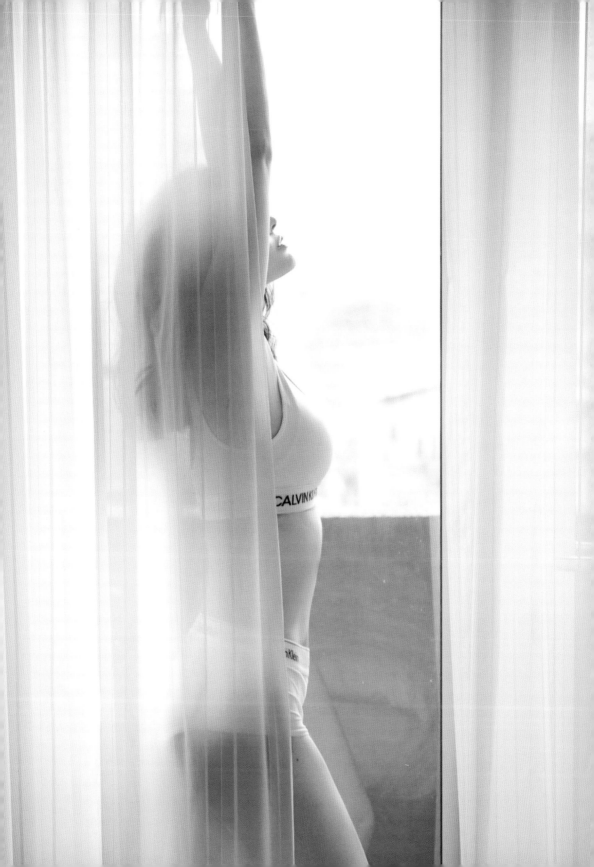

甜點是瘦身過程的
大魔王？

有一個觀念相信大家都有發現，就是許多人的肥胖原因並不是因為運動量不夠，或吃得太多所造成；大多時候的問題是出在不懂得怎麼吃？「吃」這件事，對瘦身過程來說，比運動量多寡來得重要許多。近年來，有很多營養專家都表示過：想要瘦身成功，「飲食控制」占 70% 的關鍵要素，而「運動」只占了 30%。

就拿我的例子來說，我本來就喜歡運動，家族裡也沒有肥胖基因，偏偏我竟因代謝、免疫系統問題而造成一夕之間暴肥，而我在變胖之後，減重期間不管多逼人的運動我都願意持續執行，但卻也沒有因為這樣而瘦得比較快。為此，我曾沮喪過好一段時間……但身為藝人，多數的工作還是得直接面對鏡頭，所以我只能用更積極的態度去找出造成自己瘦不下來的原因。

因為不想投入太多時間在不正確的事情上，所以當我發現運動並不

是瘦身的萬靈丹之後，我開始投入研究瘦身這件事，無論是健身書、營養書，甚至是國內外的書籍、網路報導、減重社團、生酮飲食社團……基本上各種傳統的、新穎的觀念，我都想了解。

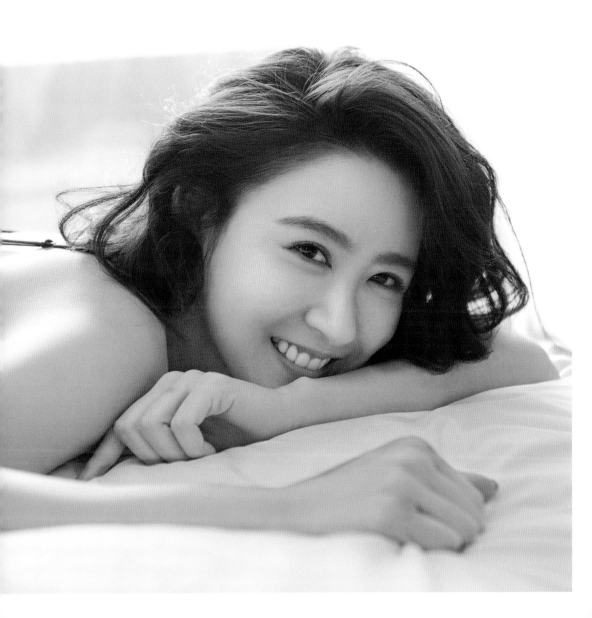

真正深入了解瘦身原理後，另一個發現是書上說的「飲食控制」並不是節食或只吃低熱量食物——而是必須增加「高滿足感」食物的攝取，才能抑制暴飲暴食的習慣。

過去我們習慣藉由節食或狂吃飽足感食物〈例如生菜、蔬果、蒟蒻……〉來執行瘦身計畫的觀念原來是錯誤的！這種減重方法只是不斷「壓抑身體想吃的慾望」，長期下來會造成身體壓力，不僅達不到理想瘦身效果，也相當容易復胖。一旦長期處在「吃得不滿足」的狀態，身體反而會在下一次接觸到喜歡的食物時，吸收能力變得更好，進而增加復胖機率。

所以想要瘦身成功，就要學會補充「高滿足感」的食物。而「高滿足感」的最佳食物代表就是：甜食。

甜食除了是高滿足食物之外，其實還又另一個更棒的功效，就是：讓心情愉悅。心情愉悅對於認真減重的人來說是非常重要的。許多日本減重學者都研究出「壓力」也是造成肥胖、復胖的成因之一。大家有沒有發現，當壓力越大，就會讓人特別想吃東西？因為透過吃東西，血清素也就是俗稱的「快樂情緒因子」會增加，它會讓自己好像沒那麼不開心，所以不開心的時候，人體往往特別想要藉由吃來撫慰也是這個原理。

「壓力」是現代人生活幾乎不可避免的問題，不管是來自家庭、工作、感情之間的壓力比比皆是。而減重者除了要面對以上這些壓力之外，更辛苦的是，還得面對自己無論如何努力都瘦不下來的壓力，看著自己臃腫的身軀，心情怎樣都美麗不起來，人也會變得越來越沒自信，當然也更容易變得負面、不積極，而這些情緒反應都會讓身材更難以瘦下來。

瘦身的方式有百百種，我自己相當推崇這派飲食理論，也就是「讓自己吃得開心、不壓抑」。因為我嘗試過節食減重、斷食減重法，但心情並不會特別開心，瘦身效果當然也不甚理想，因為過度的飲食限制，反而讓我的身體更渴望食物。我曾在大半夜一個人在家默默把一塊 8 吋蛋糕吃完！現在回想起來這實在太可怕了！而且當下的我一點都不開心，我比吃下那整份蛋糕之前更沮喪了，很想去催吐，不過剩餘的一點點理智告訴我：來不及了，催吐只是對身體的二次傷害，只會讓狀況更糟，然後就這樣，我開始知道我要對抗的是飲食失調。

在這先不討論我對抗飲食失調的內容，而是想先跟大家說：怎麼樣才不會導致飲食失調。承接上一段提到的，不要過度壓抑，因為過度壓抑、責怪自己就是造成身體失控的起源。

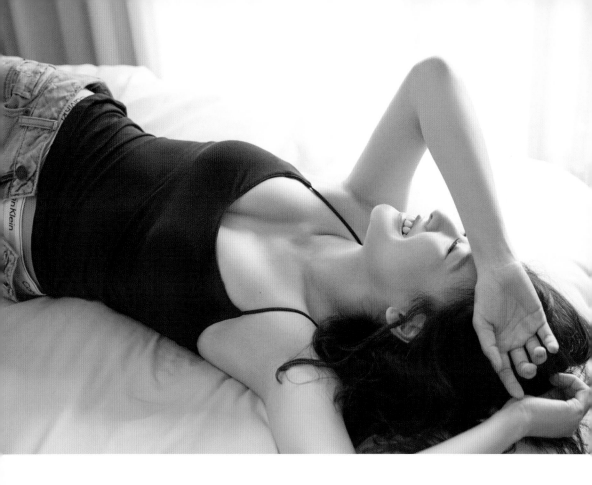

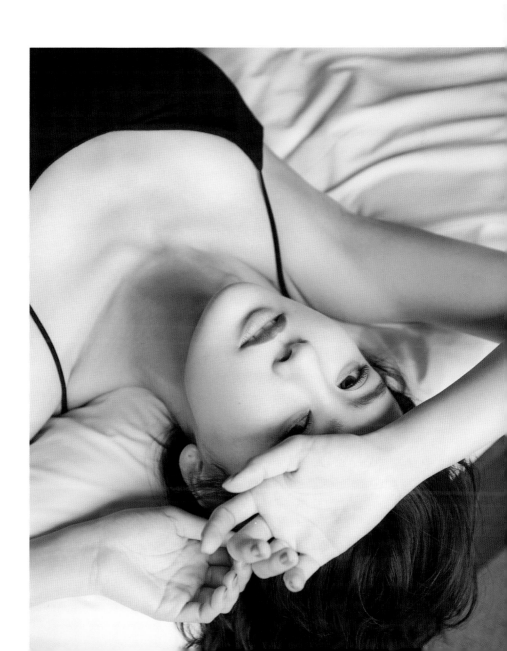

沒錯，吃某些食物是真的會得到療癒感，偶爾的暴飲暴食也的確能讓沮喪的心情變好一點，所以你該注意的是「你吃進了什麼？」如果每天、每個減重者能吃進身體的熱量是有限的，那我們更應該選擇吃優質、不易造成身體負擔的食物，不是嗎？減重過程已經夠辛苦了，我們是不是該好好幫身體一把呢？

隨著減重觀念日益普及，舊觀念不斷更新！過去讓瘦身人士避之唯恐不及的「甜食」，如今早已是日本，甚至歐美瘦身人士每天一定要補充的食物之一。

原因就在於甜食能讓身體快速獲得「高滿足感」，所以能降低我們對其他食物的渴望，避免暴飲暴食的情況發生。而且甜食具有鬆弛神經的效果，能讓人們的心情變得愉快，瘦身成效更佳！

但，多數的甜點熱量都超高！是什麼原因能讓人敢放心大吃呢？關鍵在於甜食的「成分」！並不是各種甜食都能隨便大吃，能幫助身體達成瘦身目標的減重甜點，配方成分有一定的標準，且一定要含有「超級食物」，本書的配方不僅含有超級食物，同時還搭配常見「高滿足感」配方，口感與一般甜點相同，卻因成分對人體有益且無麩質、低熱量，所以可以大口放心吃！

這本書所介紹的甜點配方，都是我花了很長時間研究、改良的。食譜中的甜味劑都是讓血糖升降幅度最小的，有些甚至是推薦讓有糖尿病患者使用的甜味劑，而且請放心，他們都不是人工合成的，所以比起看不見製作過程的甜點，更適合減重者在真的好想大吃的時候，就安心吃吧！

或許有些人會擔心自己沒有烘焙能力，請放心，這本書的甜點作法都非常簡單，有些甚至不需要烘焙就可以完成。為了讓自己更健康、避免一再復胖，這一次請再給自己一次機會，試著開始減重甜點飲食吧！

甜點跟澱粉撫慰人心的力量是很強大的，但如果吃完有罪惡感，那真的是最得不償失的結果，與其冒著可能飲食失調的危險，不如讓吃甜點這件事情變成是個正向的事情。吃這本書的甜點，會讓你的飲食計劃免於失敗，也會讓你在改變飲食的時候心情更加穩定，對我來說，這本食譜是來安撫減肥時辛苦的你，也是讓想戒斷甜食的人在過渡期時能運用的一個彈性選擇，如果你已經開始重視自己的身體，請你繼續閱讀下去吧！

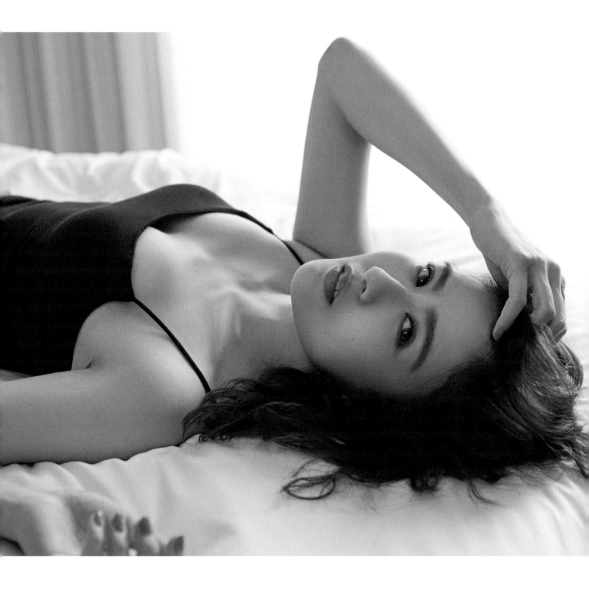

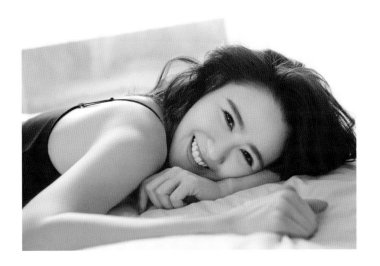

連好萊塢女星、健身狂都
著迷的「超級食物」

究竟是是行銷成功？還是妙如仙丹？對於超級食物的迷思，我想先澄清一下，其實醫學上並沒有所謂超級食物這個名詞，更可以說這個詞其實是個行銷詞，一個非常成功的行銷詞，甚至在許多營養師的觀念裡也不會用上這一個詞。但因為這個「行銷」的成功，導致大家直覺認為只要一直吃這些東西就能讓身體很健康，這裡我想讓大家知道不管什麼事或食物，過與不及都是不好的，即使是所謂的「超級食物」也不是吃越多越好。

很多超級食物並沒有表面上宣稱地那麼神奇，當然我們相信它或許能對身體有好的影響，但不要神化超級食物，這並不是神丹！如果真的身體已經確定有任何病症，還是要配合醫生的指示跟用藥或是正確的作息、飲食、運動習慣等等。那我為什麼還要討論「超級食物」呢？除了要介紹這個觀點之外，當然是要吸引你繼續看下去啊！哈哈！在本書中我想特別介紹的這些食物，在我理解裡，的確

是超級食物，值得讓你多了解它們，用它來替代一些對身體沒那麼好的其他食物，並同時還能滿足某些時候嘴饞的渴望。

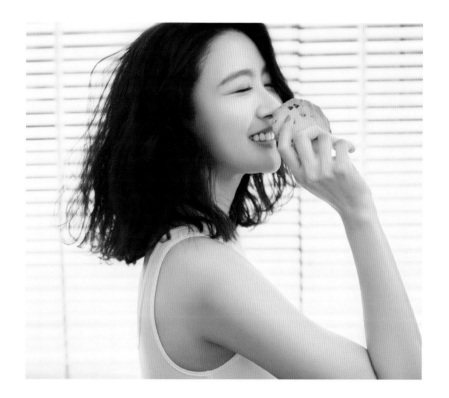

所謂的超級食物到底什麼呢？超級食物理論，就是富含營養的食物。實驗證明，這些食物有助於預防一些心血管疾病、糖尿病、老年癡呆等等，並且有可能可以抗老化。而既然是食物了，就代表是從自然界可以找到，並且可以食用的，不是化學的保健產品，如果要換句話説，也可以稱它為「天然的保健食品」。

在本書中，我要特別介紹我最推薦的 5 種超級食物，希望大家可以一起吃得滿足又健康。

1. 減肥也能吃的巧克力——可可

一般食譜中最常出現的第一個原料是可可，也就是製作市面上巧克力的最主要原料。當可可豆採收之後，製作過程中會把內含的可可脂先去除，烘乾後變成乾粉狀，這就成了可可粉；而製作巧克力時，則會再加入可可脂、糖及其他調味品等等，但往往因為口味或是賣相的關係，會添加過多的糖分、色素甚至其他添加物，導致巧克力變成減重者的一大殺手。其實可可中富含多種植物抗氧化劑——類黃酮（Flavonoids），種類多過於紅酒及茶葉，對於降低心血管疾病風險、提升心智功能、減緩皮膚老化、調控脂肪代謝等等許多狀況都有所幫助。而巧克力口味甜品在心靈上跟生理上都很撫慰，不過如果真的想要好好控制飲食、體重，還是自己買可可粉回家簡單調和健康的甜味劑最是安心、健康。

2. 水果奶油──酪梨

再來聊聊最近這幾年很火的酪梨，根據世界酪梨協會統計，全球對酪梨的需求量一直在增加，無論東西方都越來越了解酪梨的好，台灣人普遍還是直覺認為酪梨是水果，但它的組成基本上是油脂，不過不需高溫烹調它，以免破壞了好的營養素。別看到圓滾滾的外型，加上油脂組成，就真的以為吃了會變成「一顆酪梨」！酪梨最大的好處就是能預防代謝症候群，一般代謝症候群會影響到像是：肥胖、高血糖、高血壓、高血脂等等，各種心血管危險因子；一旦開始了代謝症候群，罹患第二型糖尿病及心血管疾病的風險將會大幅提高。在製作甜點時，酪梨的油脂可以替代成奶油使用，富含多元不飽和脂肪酸，像這類的「好脂肪」能降低壞膽固醇、提升好膽固醇，比起平常的奶油更營養健康！更因為其實酪梨的纖維質含量算是蠻高，在水果中碳水化合物的成分算低，屬於低 GI 食物，讓身體血糖不會產生快速激烈波動，可以穩定維持血糖，很適合作為生酮飲食的一部分。

3. 植物奶——堅果奶

堅果有助於預防心臟病，可以防止血管中血栓的形成，促進血液循環。而且許多研究指出堅果的蛋白質含量比全麥高，所含蛋白質的氨基酸也比世界衛生組織公佈的蛋白質所含氨基酸的標準更高，是非常好的植物性蛋白質。而堅果加入少許的水分之後，可以製作成堅果奶，相較於動物奶類，它沒有乳糖且富含鈣質、維生素 C 和維生素 E，不僅是素食者可以使用，對於某些乳糖不適症的人來說，也是一個新的選擇。當然，在許多食譜中，牛奶常常是無法避免的調味劑，這時候使用堅果奶就對了！

4. 蛋

我一直是蛋料理的愛好者，小時候大家的觀念還停留在一天只能吃 1 顆蛋的時候，我就常常任性的 一次吃 3 顆，好險最後還了蛋一個清白，解除了限制令。

Marilyn Glenville 博士曾說：「蛋被認為是超級食物的原因，是因為它可以幫助維持健康、對抗飢餓。 研究指出，雞蛋裡擁有亮氨酸〈一種必要氨基酸〉，可以幫助維持人體內的穩定血糖濃度，藉此幫助減低體重。蛋類也是完美的蛋白質來源，它們也富含維他命 D、維他命 B12、硒和氯。」

吃蛋要吃全蛋，不是只吃蛋白不吃蛋黃那種，一顆全蛋約有 6 ～ 7 克的蛋白質，平均分布在蛋白及蛋黃中，尤其現在對蛋黃跟膽固醇的誤解已經解開，大家也都慢慢了解吃好脂肪對身體的好處，而蛋黃就是好脂肪的重要來源，所有真的沒時間處理飲食的話，那就多吃蛋吧！

5. 鹽

為什麼我會說鹽是超級食物呢？健康飲食不是要少油少鹽嗎？如同我開頭提到的，任何東西過與不及都不會是好事，我們也不用太過害怕攝取好的油跟鹽，尤其鹽對身體的運作幫助比你想像中大。

我舉一個新聞來當例子討論好了，之前有一對情侶在喜馬拉雅山登山時失蹤了 47 天，最後被發現時狀態其實還不算太差，除了他們有保持鎮定不慌張之外，對於身體運作的了解，讓他們保住自己的性命，在保溫之外，在斷糧後的日子裡，他們適度的補充水分跟鹽分，讓身體的電解質維持平衡，細胞才能保持活性跟機能去作儲備能源的轉換，把平時儲存作為備用能量的肝糖及脂肪等拿出來運用。

在做低糖或甚至生酮飲食時也因為減少了葡萄糖的吸水性，身體有時會呈現電解質不平衡的狀況，像是抽筋、口臭或是頭疼等像是感冒的

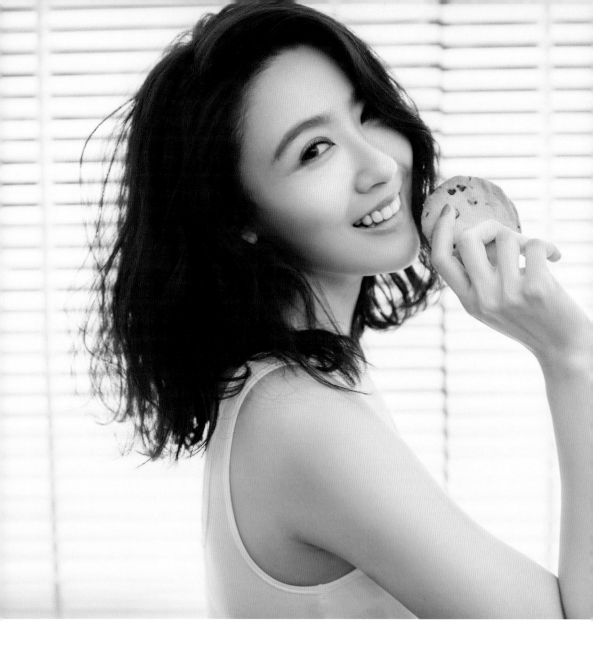

症狀，這時很多專家都會建議口含一點海鹽或岩鹽，我的話會喝一杯溫的鹽巴水，改善電解質不平衡的不舒服，所以下次有輕微感冒的感覺時，你也可以試試喝一點溫食鹽水，效果可能比喝電解質運動飲料好，而且還不會攝取到糖分。

當然，市面上還是有許許多多的「超級食物」，但一定要把握一個原則：超級食物不能取代任何健康、均衡的飲食，更不該靠所謂的超級食物來宣稱醫療、治療效果。我們可以在日常，或者是食譜當中，盡量替換成相較健康的食材，但這是為了更貼合我們的飲食方式及控制體重，絕對不能當作依賴或是仙丹！

「艾熙的減重甜點」
使用說明

這本書是為了任何新手都能一試就成功而設計。相信很多閱讀本書的人跟我一樣，都是沒有上過烘焙課的人，對於做甜點可能有著滿腔熱血但毫無頭緒。沒關係，我懂，所以接下來的食譜不會有什麼夢幻的網美系甜點。我的食譜都是些看起來樸素甚至有些其貌不揚的糕點和飲品，不過我相信它們能大大改善你在飲食控制時的嗜甜慾望，也能讓有需要控制血糖的人能享受甜食，例如我的外婆，她有糖尿病，很多食物她都不太能吃，但我外婆個性又像個小孩，非常愛吃甜食，有時會趁我們都不在家時偷吃，為了讓她也能不帶壓力的吃些甜食，我開始幫她做些不太會震盪血糖的零食，進而開始有了這本書的誕生。

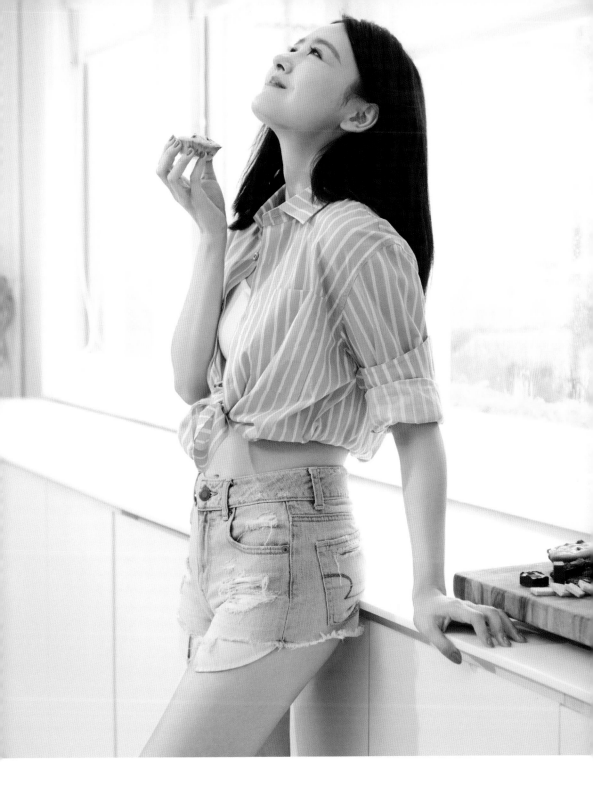

不過我知道一開始在家學烘焙興趣時，很少人會花那麼多錢去購買器材，尤其很多甜品的製造工具很限定，像是瑪德蓮烤模，就限定只能做瑪德蓮、可麗露模具就只能做可麗露、吐司模只能用來做吐司等等，這樣下來，為了要吃個健康的甜點，不就要買好多工具啊！可是說真的，我也不是天天做，這樣划算嗎？這些東西也是占了不少空間呀！

所以我剛剛為什麼說，這本書的產品不會有華麗的外表，因為我盡量用最少的工具去做完所有的品項，不過雖然外表看起來不太討好，但吃起來好吃又健康，不就是我們自製甜點的最大重點嗎？

等到自己操作熟悉了，會越來越想挑戰更多更精緻的甜點時，再慢慢逐漸添購器材們都還來得及的。

另一點是這本食譜書沒有步驟分解圖，對，沒有。在我學習料理的路上，我發現步驟分解圖對我的幫助遠低於我的想像，所以我決定任性的抽掉這個部分，我想把重點放在我認為更重要的是：為什麼我們必須重視吃進我們身體的東西，以及吃了這些東西我們體內到底有什麼變化？醣類究竟是什麼？現在那麼多種減肥法到底哪個是對的？減肥對身體真的不好嗎？不吃飯真的會有體力嗎？為什麼我只吃水果而已怎麼沒有瘦？我每餐都過水去油了不是很健康嗎？

這些疑問，我希望大家在看完這本工具書後，也能同時釐清一些觀念，讓大家以後在選擇食材上能更知道自己該購買哪些。

現在，讓我們開始吧！

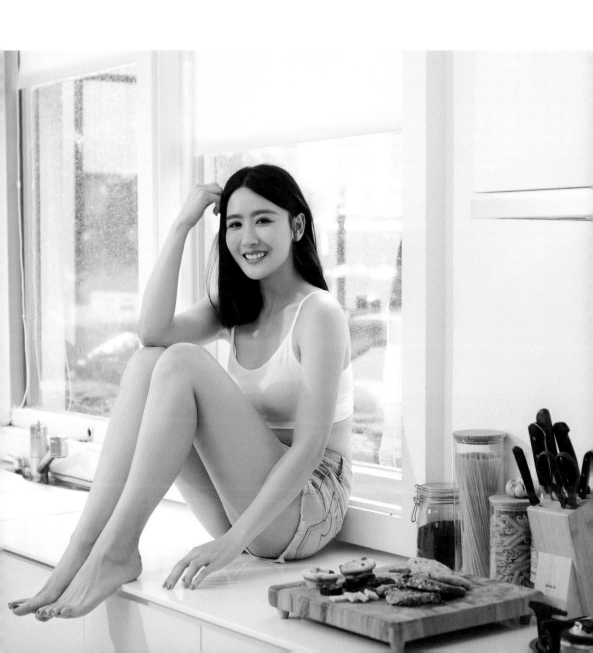

Chapter

ter

02

21 天甜食減重計畫：
這樣吃，腰圍瞬減 5 吋

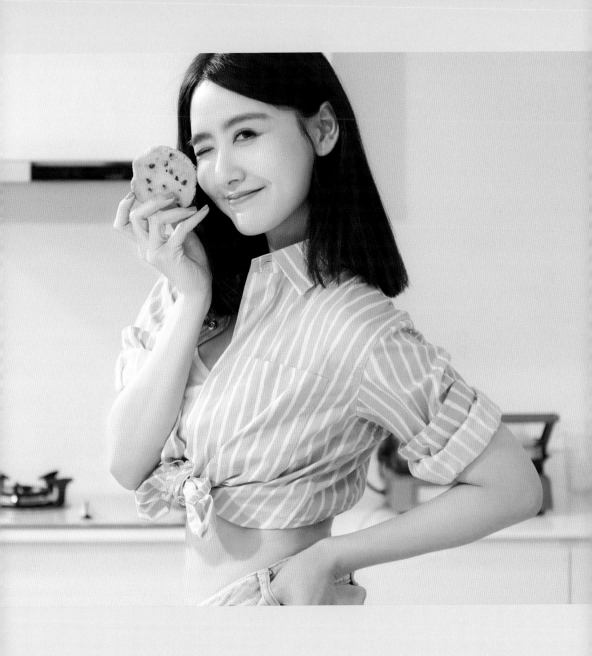

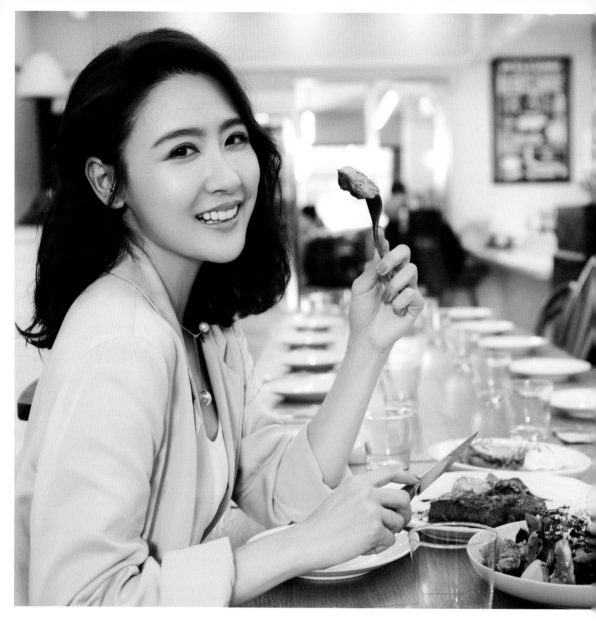

在我生病發胖期間，嘗試過各種的飲食方法，也不間斷的運動，像是用著自己的身體做實驗一般，我一步步地找出最適合我的飲食方法，並配合適合的運動，逐漸讓身體狀態達到我滿意的程度，當然到現在還在持續地進行中。

我希望能分享自身的減重經驗給各位讀者的原因，最主要是因為這幾年來，身邊有許多粉絲、朋友總是會詢問我該怎麼吃？該怎麼運動？以及跟我分享他們的減重方法，並希望我能依據他們的描述解答他們瘦不下來的原因。這些舉動讓我有些受寵若驚，經過多次與有減重困擾的朋友們進行無數次的對談後，我發覺原來我在這兩年的減重研究中，對減重領域的耕耘竟然累積了比我想像中更高的高度，我漸漸成了朋友圈中的飲食小博士，當然我也會再三聲明，這只是我個人所了解及經驗過的，我也不是醫生，我能做的只是分享。

對，我想分享，我想讓大家不用花像我一樣多的時間，一步步的去探索這個從小到大教育體制中沒有教給我們的飲食觀念，而事實上，這也是在這個領域突破性的觀念，推翻了以往大家認知的飲食金字塔，讓大家多一個可以選擇的飲食方法，不過即使我想給大家一份懶人包，這份量還是遠超過這一本書，所以這次我希望先從最顯著的一塊下手：甜食。

一步一步來，再也不要害怕從此吃不了甜食，只要觀念對了，就像數學公式一樣，你可以彈性的套用在每一餐裡，不會只是像以前的減肥食譜，永遠只能照上面的清單，吃得單調又乏味。

在開始計劃前，有幾個觀念要先讓大家了解：

內分泌系統控制了身體大部分的運作

內分泌系統非常複雜，複雜到我即使努力的去學習，也只可能了解到皮毛而已。不過體內有個東西大家應該跟我一樣感覺比較熟悉，那就是「血糖」。正常人血糖的濃度會被嚴格控制，而控制它的就是內分泌系統，其中很重要的一個控制者就是胰島素，胰島素在我們攝取食物後，將血液中升高的血糖轉換成脂肪儲存起來，以免血糖濃度過高造成身體的危險。胰島素的正常運作，能讓身體達到穩定的平衡，但是如果我們頻繁得吃進高升糖的食物，就會讓胰島素分泌得非常頻繁，最後它們累了，漸漸的它們放鬆了門檻，體內血糖的控管越來越不穩定，久了就會引起很多代

謝方面的疾病，最常聽到的就是糖尿病。小時候認為糖尿病好像沒什麼，就是尿尿有糖而已嘛！長大後才知道，糖尿病其實是需要謹慎面對的，一旦不小心，它能造成的後遺症或併發症是能將生命輕易奪走的。

胰島素跟肥胖的關係

胰島素跟肥胖其實是個相互影響的關係。這裡我要先解釋胰島素在身體是如何去穩定血糖的，當我們進食後，大量湧進的血糖有兩條路，一條是進入細胞中維持細胞正常代謝的能量，另一個則是被轉換成脂肪儲存。一般正常沒有代謝症候群的人，胰島素可以有效率地利用這兩種轉換路徑讓血管中的血糖快速的降到適當的濃度，但是如果太常有大量且快速的血糖湧進，胰島素的工作量就會增加，久而久之就會使他們效能降低，漸漸的形成胰島素阻抗（insulin resistance），而這個症狀是大部分第二型糖尿病的前期。

聽起來是不是有點可怕但是又有點模糊？

什麼叫做「太常」有「大量且快速」的血糖湧進？這個就進入到我這本書最希望大家能清楚的觀念，如何減少血糖的劇烈波動。

低脂與低醣究竟要怎麼選？

從小的印象中就是吃油膩的東西會胖，會對身體不好，因此低脂產品變成健康跟瘦身的代表，大家對油脂避之唯恐而不及，不只肥胖，心血管疾病中風等病症好像也都是脂肪害的。近幾年因為飲食的多元化，大家開始了解我們攝取的油脂有好壞之分，但是這個好與壞又是眾說紛紜，究竟該怎麼吃才對呢？在這方面目前我們不要探討太細節，否則就失去我當初希望這本書是讓大家簡明扼要地抓住重點的初衷了，油脂方面我想強調是，除了反式脂肪之外，天然存在於大自然的油脂都是好的油脂，不用害怕動物性脂肪，以前認為吃脂肪長脂肪的直線思考要丟掉了，記得剛剛上一段說的嗎？血糖才是體脂肪的主要來源，因此，低醣才是現在開始我們需要注意的重點。

糖跟醣的差異

醣類是由碳、氫、氧三種元素所組成，而且多數的醣類，氫、氧的比例與水一樣，所以又稱為碳水化合物。醣與糖的區別，在於「醣」泛指所有的碳水化合物，如肝醣、纖維質、澱粉等；而「糖」是指具有甜味的醣類，如葡萄糖、麥芽糖等。我們大部分看到的無糖，指的多半是指甜味劑的糖，但其實不是只有甜味劑會使血糖快速的上升，容易消化分解的醣類也是不容小覷，這也是近幾年開始推崇吃「原型食物」的原因，精緻澱粉加上甜味劑，會讓血糖像是大怒神一樣快速往上衝，導致胰島素要努力的追上，餐餐都是精緻澱粉加上糖份超標的飯後甜點及飲料，請想想，你的胰島素跟得上嗎？

看完以上四點，我相信你應該有比較清楚我們的血糖對於吃進去的食物是怎麼反應的了，接下來讓我邊介紹我的飲食計劃邊跟大家繼續解釋。

集中火力斷絕所有醣類

我的經驗告訴我，循序漸進是最容易失敗的方式，當你想要改變飲食習慣時，一開始絕對是最有動力跟毅力的時候，所以不要給自己藉口，先直接斷絕吧！

另一個比較理性的原因是，我大膽的假設了大家其實都有一部分的胰島素阻抗，因為好幾個世紀以來，米飯一直是華人的主食，即使飲食習慣西化，西方的飲食文化從二次世界大戰後也是以小麥製品、馬鈴薯以及玉米製品所主導，這些都是升糖指數非常高的食物。因此，我相信大家的胰島素或多或少都有些疲憊，這個禮拜就讓他們好好休息放個假吧！

第一週 禁忌食物

✕ **所有的根莖類**（菜頭除外）

✕ **米飯**（包含了粥、白米飯、糙米飯、藜麥、五穀米、紫米等各種形式的米飯製品）

✕ **小麥製品**（麵食、餃子、麵包、濃湯、蛋餅、Pizza 等）

✕ **豆類**（紅豆湯、綠豆湯、米苔目、河粉、冬粉、豆漿、黑豆、豆腐等）

✕ **各類含糖飲料與酒精所有的甜品**（對，任何吃起來有甜味的都不能碰）

✕ **各種水果**

看完是不是覺得你沒東西可以吃了呢？放心，其實我們能吃的還有很多！你可以吃：各種動物性蛋白質（白話文就是各種不是用炸的原型肉食）、好的油脂（肥肉、堅果、橄欖油、椰子油、酪梨、無糖鮮奶油、起司乳酪等）、所有的葉菜蔬菜（陷阱就在於根莖類蔬菜請避開，例如地瓜、南瓜、馬鈴薯、胡蘿蔔等，一個簡單的分法，大部分從土裡挖出來的都是根莖類蔬菜）、各種菇類、乾淨的內臟、各式辛香料（蔥、蒜、辣椒、咖哩、花椒、迷迭香、胡椒等，但是也是要原型，例如辣椒醬就不算在內）。

常見的幾個疑問：

1.
為什麼豆類不能吃？豆類不是好的植物性蛋白質嗎？

豆類除了黃豆以外，絕大部分的豆類還是以澱粉為主要成分，而這個階段連黃豆及其製品都不吃的原因是，黃豆容易刺激到賀爾蒙，而賀爾蒙也是內分泌系統中的一個大成員，這個階段我們希望整個內分泌系統是穩定的，因此將黃豆也屏除。

2.
不能吃水果？
不是要每日攝
取才健康嗎？

水果的好處在於有豐富的維生素及礦物質，但它有個很糟糕的缺點是，絕大部分的水果都含有非常高的果糖，即使是你覺得吃起來不甜的水果。相較起這個缺點，我認為犧牲掉水果是必須的。

不過別擔心，豐富的維生素跟礦物質在葉菜類裡也是很豐富的，尤其在深色以及各種奇怪顏色的蔬菜裡，像是茄子、菠菜、芥藍、綠花椰菜、小黃瓜等，還有一個大家很意外的食材──內臟，內臟是非常有營養的食材，富含多種維生素跟礦物質，蛋白質含量也很高，適量的在飲食中添加內臟是非常好的選擇，但要

特別注意有些內臟會夾帶著脂肪，這裡的脂肪大部分是較不好的脂肪來源，盡量在吃的時候剔除。

3.
這不是一本可以在減肥時吃的甜點書嗎？那說好的甜點呢？

別急別慌，這時候能吃的甜點我已經幫大家分類好了，除了飲品類跟葡萄柚凍之外，其他的都可以配合著吃，但是要記住，本書的重點是讓你在不能吃甜食時能有解饞的選擇，但不是讓這本書的甜點成為主食喔！

建議能怎麼吃？

這個階段呢，我個人最喜歡的選擇是小吃麵攤！「咦？不是不能吃麵嗎？」沒錯，不要點麵！你可以點一盤青菜、一盤小菜、黑白切一些嘴邊肉跟大腸、配上一碗肝連湯、蛤蠣湯或青菜湯，一樣飽得舒舒服服。如果要選餐廳怎麼辦？那就吃美式餐廳，點個排餐，請店員將馬鈴薯或薯條換成沙拉或青菜，大部分的餐廳都是願意的，如果不行，我會直接跟他說那不要給我澱粉，因為我也不會吃，所以很浪費。

火鍋也是個很好的選擇，一樣請店家把附餐跟火鍋料們改換成青菜及菇類，即使在飲食控管的階段你一樣可以跟朋友聚餐。

而如果你說想要吃便利商店的食物該怎麼辦呢？那就拿一份青菜沙拉、一袋雞翅或雞腿加上一顆溏心蛋或茶葉蛋，完成！

開始加入一點運動

上一週如果有嚴格的克制自己的人應該會有感受到身體上有顯著的改變，腰圍應該小了一點，褲子應該鬆了一點，很棒！接下來呢，這一週我們要開始加入一點運動，如果你是個本來就有運動習慣的人，請多增加一點肌力訓練，如果你很熱衷於有氧運動，請在有氧運動前至少做幾回肌耐力訓練再開始；沒有運動習慣的人，可以嘗試做一些核心的運動，像是深蹲、硬舉或是平板支撐，開始增加肌肉量。

飲食方面，配合運動，可以開始適量加入一些好的澱粉，但一次的攝取量還是要注意，這禮拜要建立的觀念是：一天所需的營養素並不是用累加的方式，是單次單次的去看份量，因為人體一次能吸收的營養素就是那些固定的份量，這也是很多人在執行低醣飲食時常常犯的錯，誤會可以無限制的吃肉吃到飽，但超過身體能吸收的量時，多餘的蛋白質在體內還是會被轉化成醣，導致體重依然沒有減

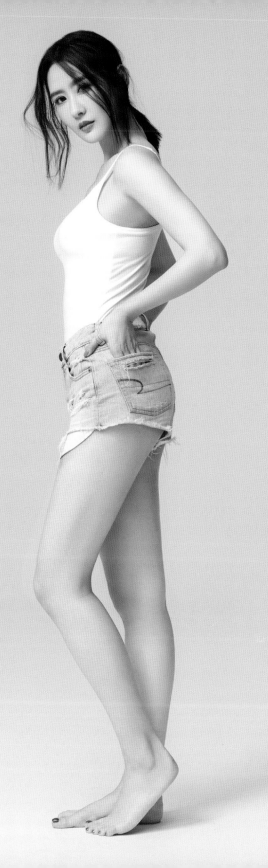

少。而至於單次進食為了不造成血糖過度的攀升，除了要注意高升糖食物的攝取量，還要配合進食的順序，盡量先吃帶油脂的蛋白質，配合著吃蔬菜，最後才吃澱粉，這樣也能緩和血糖上升速度。

這個時候可以比第一階段寬鬆，能少量的攝取一些澱粉，如地瓜、藜麥、南瓜等，這裡要特別注意的是「馬鈴薯」是這個飲食的大地雷，因為它基本上沒有纖維，組織又鬆軟，對於血糖的刺激是非常快的，不過我也知道薯條有多好吃，想要淺嚐可以，在這餐好的油脂、蛋白質跟纖維質吃完後，可以吃個 3～4 根過過癮，但同時這餐就千萬不要再攝取其他高醣份食物了。

或是你是水果控，一個禮拜沒有吃到水果已經快受不了了，這時可以在飯後吃一點藍莓或葡萄柚，甜食食譜方面，也可以把葡萄柚凍加進來了。也能在運動前吃一點本書食譜裡運動類的零食，但運動完就要乖乖先忌口一下延續體脂肪的代謝。

到底一天要吃幾餐？一餐份量到底要多少呢？

我的建議是，先學會聆聽自己身體的聲音，身體得到了飽足，會讓你知道，想吃東西時停一下，感受一下是餓了還是饞了？不餓就不要吃，沒有人規定一天要吃幾餐，吃東西照順序來慢慢吃，吃飽了就停，漸漸地你就會開始聽到自己身體的聲音。偷偷跟你們說我的小秘密，在感覺到肚子餓時，先忍一下下，大約過 20 ～ 30 分鐘後，會發現居然又不會餓了，因為身體把體內儲存的體脂肪先拿出來用，所以我會等到第二次肚子餓才開始覓食，你也可以試試看喔！

飲食上面的選擇基本上沒有太大的變動，這週重點在於肌肉的建構跟對於飲食順序及份量的控制力，體重這週不會像上週下降那麼快速，而肌肉開始成長時外表上會有膨脹的感覺，也會讓你有不瘦反胖的錯覺，不要害怕，這是過渡期，繼續堅持下去吧！

享受甜點的時刻

恭喜堅持到第三週的各位！這一週要繼續延伸上一週的內容，請繼續保持你的運動內容，可以的話我希望你再增加一點點你的訓練強度。飲食方面，恭喜你，本書的甜點們都能盡情的享用了，不過還是要秉持著以不過份刺激血糖為根本，這週要幫大家建立的觀念是：任何含有熱量的食物都會讓血糖上升，只不過越好吸收的糖類越容易刺激血糖的上升速度。在近幾年似乎有一個趨勢是將妖魔化脂肪轉移成妖魔化澱粉，推崇好油脂好蛋白甚至好的蔬菜纖維等等的時候，必須要清楚的了解，它們也是會讓血糖上升的，所以不是這些東西吃再多都沒事。我在這本書中沒有想要妖魔化或神化任何一個飲食方式，我希望能真實的分享我所知道並經歷過的東西，我在最後一週要跟大家說，飲食控制或是通俗的說「減肥」絕對是件辛苦的事情，需要強大的自我控制能力跟決心，而我能幫助大家的，只有盡力讓大家少走一些冤枉路。

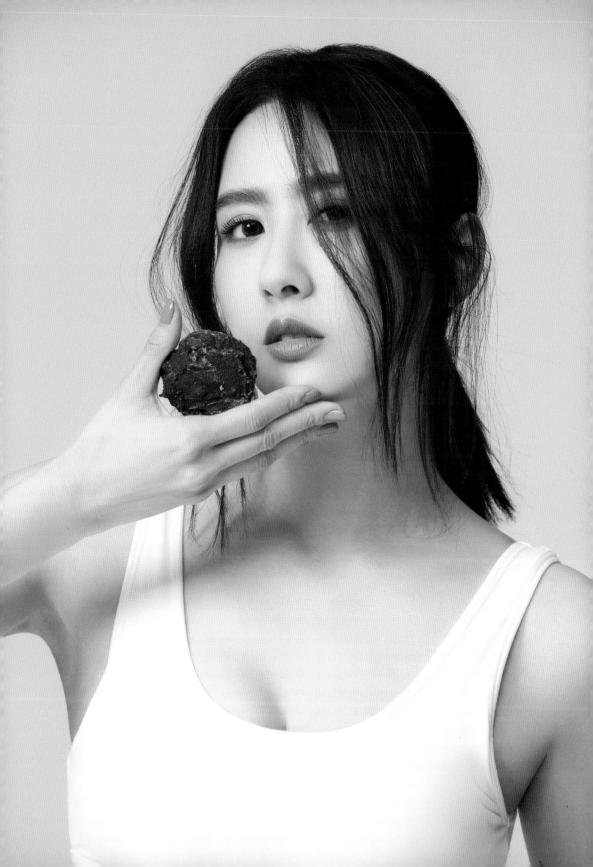

狠話說完了，接下來要跟大家說的另一個觀念是，本章引言中我強調過「內分系統」對於人體的重要性及影響力，而影響內分泌系統的因素很多，飲食是其中之一，而「情緒壓力」也是很重要的一項，所以我雖然嚴肅的跟大家說控制、改變飲食習慣是件辛苦的事，不過我本身也是及時行樂的個性，要是讓我一輩子不吃剛出爐的可頌或是端午節外婆包的肉粽，我的人生也是黑白的了。因此我提供另一個我自己的變通方案給大家，不過這個變通方案只能在你達標了你的目標之後，在「維持體態」的前提下才能使用。

刺激血糖之後，讓胰島素休息兩天。

很合理吧？在通宵加班之後，讓自己週末好好的休息兩天，很合情合理的吧？大家都忘記，身體的各個分工也是需要定期休息的，消

化系統如果沒日沒夜都在工作，對身體的消耗是很嚴重的。所以在我大餐放肆地吃之後，我會選擇之後的兩天採取「不餓不吃」及「不吃醣類」的補償模式，去平衡、撫慰我們的內分泌系統。

這一週其實也是個總結，我所謂的三週計畫其實不是希望你三週內就瘦到你要的標準，當然有的話是更好，不過我更希望的是透過這三週的訓練，你能感受到自己身體的差異，以及養成新的一套飲食觀念，在之後每次吃東西時，都懂得先停下來想一想，「我現在餓嗎？」、「我真的非吃不可嗎？」、「這東西對胰島素的刺激有多大呢？」只要有了這些觀念，我相信你不只能變瘦，還能變健康，更能輕鬆地維持體態。

Chapter

03

減重甜點－
超級食物打造健康
無負擔的美味配方

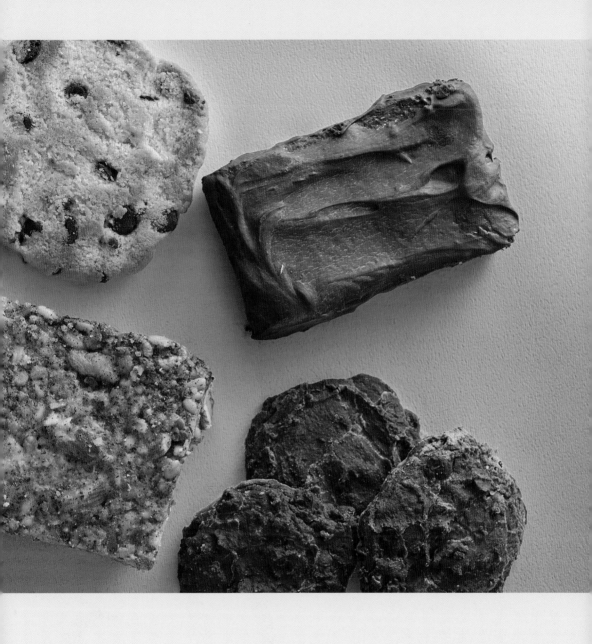

工具篇

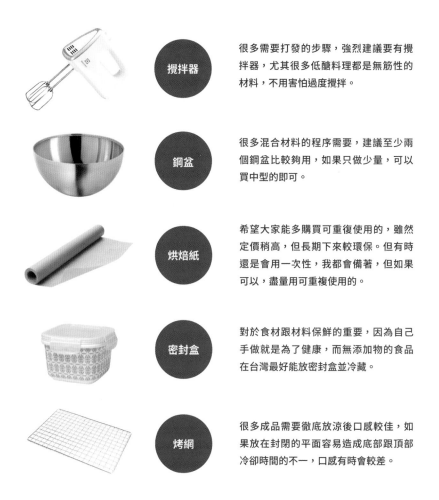

攪拌器　很多需要打發的步驟，強烈建議要有攪拌器，尤其很多低醣料理都是無筋性的材料，不用害怕過度攪拌。

鋼盆　很多混合材料的程序需要，建議至少兩個鋼盆比較夠用，如果只做少量，可以買中型的即可。

烘焙紙　希望大家能多購買可重復使用的，雖然定價稍高，但長期下來較環保。但有時還是會用一次性，我都會備著，但如果可以，盡量用可重複使用的。

密封盒　對於食材跟材料保鮮的重要，因為自己手做就是為了健康，而無添加物的食品在台灣最好能放密封盒並冷藏。

烤網　很多成品需要徹底放涼後口感較佳，如果放在封閉的平面容易造成底部跟頂部冷卻時間的不一，口感有時會較差。

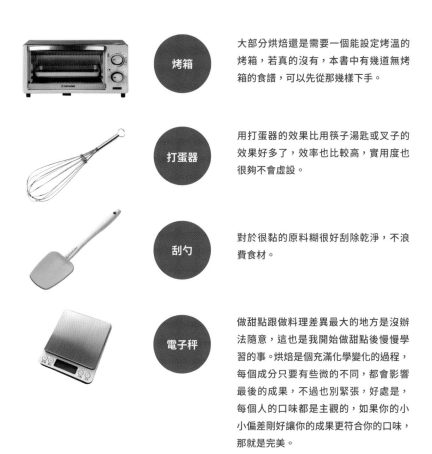

烤箱

大部分烘焙還是需要一個能設定烤溫的烤箱，若真的沒有，本書中有幾道無烤箱的食譜，可以先從那幾樣下手。

打蛋器

用打蛋器的效果比用筷子湯匙或叉子的效果好多了，效率也比較高，實用度也很夠不會虛設。

刮勺

對於很黏的原料糊很好刮除乾淨，不浪費食材。

電子秤

做甜點跟做料理差異最大的地方是沒辦法隨意，這也是我開始做甜點後慢慢學習的事。烘焙是個充滿化學變化的過程，每個成分只要有些微的不同，都會影響最後的成果，不過也別緊張，好處是，每個人的口味都是主觀的，如果你的小小偏差剛好讓你的成果更符合你的口味，那就是完美。

零 負 擔 大 滿 足 的

巧 克 力 甜 點

chocolate

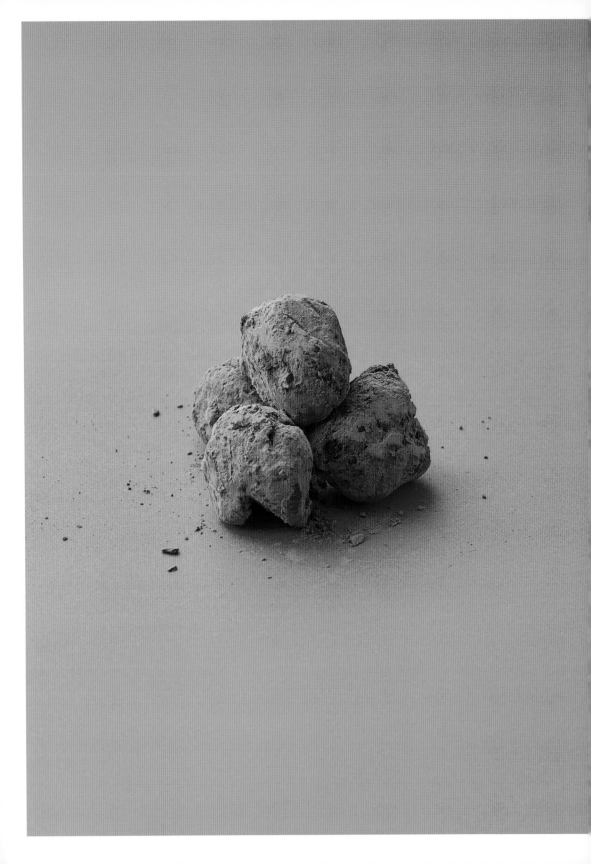

酪梨松露
巧克力

材料

酪梨 1 顆

黑巧克力 95g

香草精 1/2 茶匙

肉桂粉一小撮（可依口味加減）

甜菊糖萃取液 10 ～ 15 滴（可依口味加減）

無糖可可粉適量（裹外皮使用）

步驟

---

1 隔水加溫融化黑巧克力。

2 用另一個碗將酪梨用叉子壓爛成泥狀，再將融化的
  黑巧克力加入酪梨碗中，將兩個材料充分混合攪拌
  勻。

3 加入香草精跟甜菊糖，充分攪拌到無顆粒狀後（可
  以使用攪拌器輔助，或是練練手臂肌），放置冰箱
  冷藏 30 分鐘，讓它完全冷卻。

4 冷卻定型後從冰箱取出，用湯匙或冰淇淋挖杓分出
  10 ～ 12 顆巧克力球，把它們揉滾到圓形，再放到
  可可粉上滾動至外表沾滿可可粉。

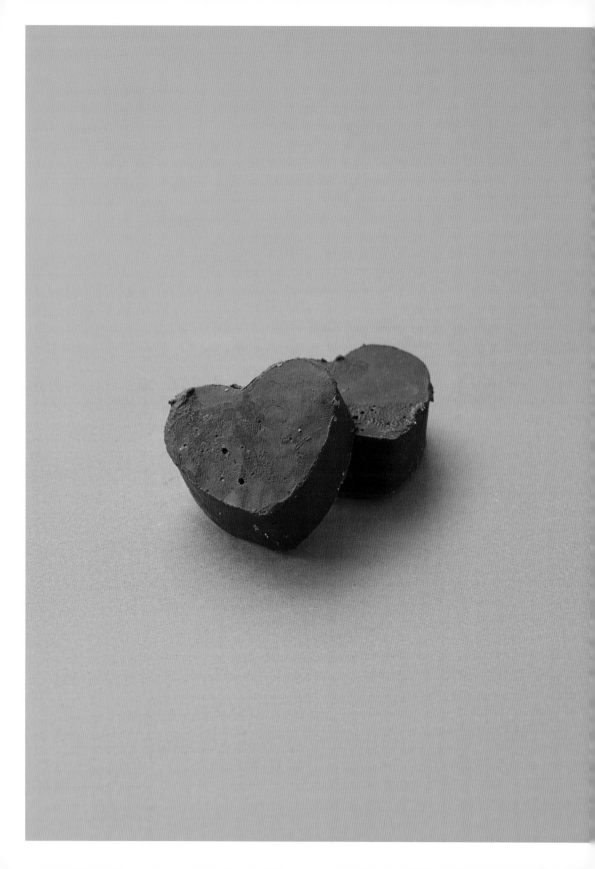

無糖
巧克力

材料

可可脂 55g
可可粉 31g
赤藻醣醇 2 茶匙

步驟

---

1 將可可脂微波加熱融化，將可可粉跟赤藻糖醇混
　合後拌入融化的可可脂。

2 放置室溫約 15 分鐘，冷卻到攪拌時會留下像緞
　帶一般的紋路，如果攪拌後馬上恢復水平面狀，
　請再冷卻一下。

3 把烘焙紙墊在烤盤上，將巧克力醬裝進擠花袋，
　可以用有花樣的擠花嘴擠出你想要的樣子在烘焙
　紙上，放入冷藏約 10 分鐘至定型。

★ Tips ★ 放置密封盒並冷藏。

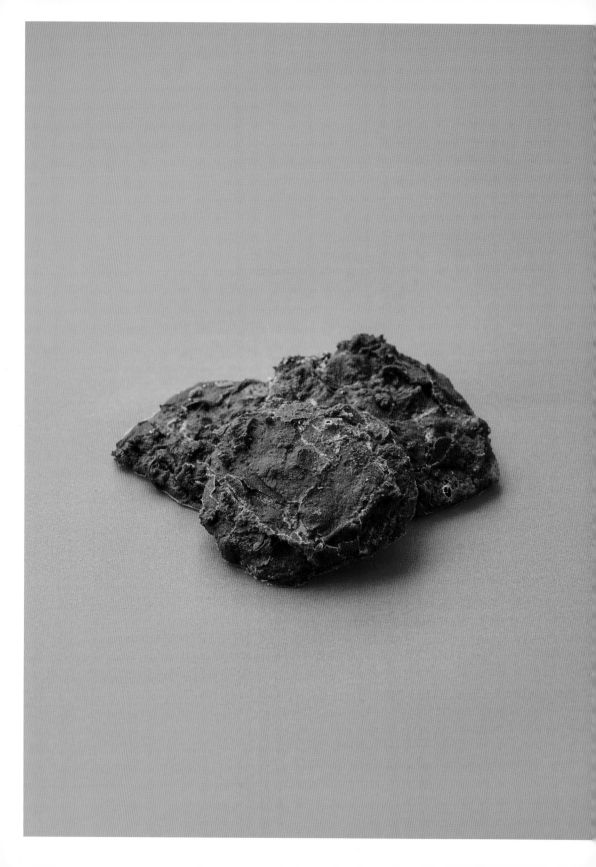

重巧克力
無麵粉餅乾

材料

Swerve 細粉 300g
無糖可可粉 60g
鹽 1/4 茶匙
室溫蛋白 4 顆
香草精 1/2 茶匙
高濃度巧克力豆 265g

步驟

1 烤箱預熱 175 度，把烘焙紙墊在烤盤上在薄薄抹
上一層油（奶油椰子油皆可）。將 Swerve 細粉、
可可粉及鹽在料理盆中混合。

2 將蛋白及香草精加入並攪拌均勻，最後加入巧克
力豆。將麵團放置在室溫下停留 20 分鐘，再用
冰淇淋勺或湯匙分量放到烤模上。

3 入烤箱烤約 10 ～ 12 分鐘，取出烤盤放涼約 5 分
鐘後，小心地將餅乾移至烤網上完全冷卻。

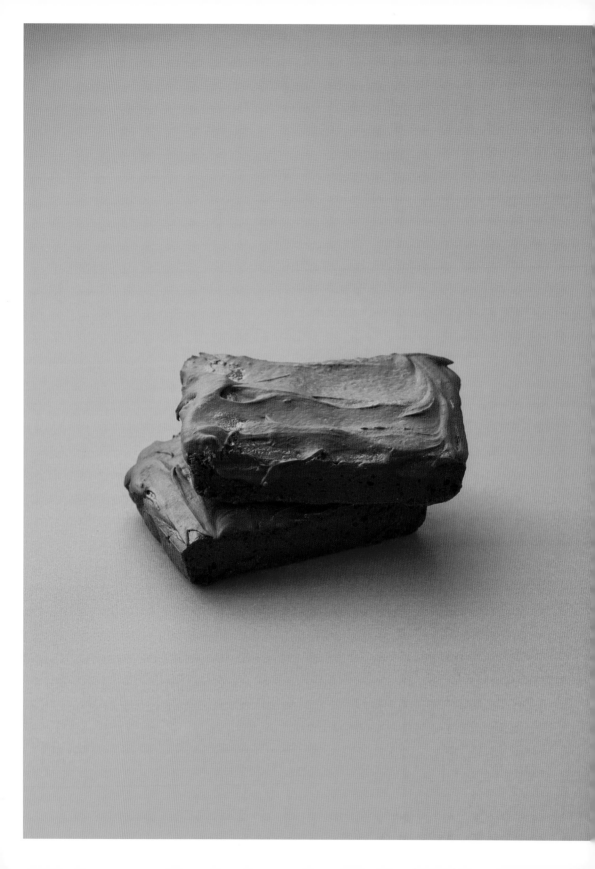

無麵粉
重巧克力
蛋糕

材料

黑巧克力 170g	羅漢果萃取液 5 滴
奶油 114g	雞蛋 4 顆
濃縮黑咖啡粉 1 茶匙	鹼性可可粉 60g
熱水 55g	鮮奶油 110g
赤藻醣醇 90g	巧克力豆 125g
Stevia 3 滴	

步驟

1 烤箱預熱 175 度，並準備一個 8 吋烤模並將內緣塗上油以防沾黏（有彈簧型烤模更容易脫模）。將黑巧克力撥碎或切碎加入切成小塊的奶油隔水加熱至融化。

2 將濃縮咖啡粉用熱水泡開，和赤藻糖醇、Stevia 一起加入融化的巧克力中，充分混合後再加入雞蛋再繼續攪拌至完全混合，最後加入可可粉，攪勻。

3 倒入烤模中，送入烤箱烤約 35 分鐘，外層會有一層薄薄的硬膜。

4 取出蛋糕，讓蛋糕冷卻 15 分鐘，然後取出彈簧盤的兩側。讓蛋糕完全冷卻。

5 製作甘納許：將鮮奶油放入小平底鍋中，然後煮沸。將巧克力豆放入耐熱碗中，然後將熱奶油倒在巧克力豆上，攪拌均勻後淋上完全冷卻的蛋糕上，用抹刀或刀片抹平。放入冰箱冷卻約 10 分鐘。

6 食用時可搭配藍莓或覆盆子等低糖水果。

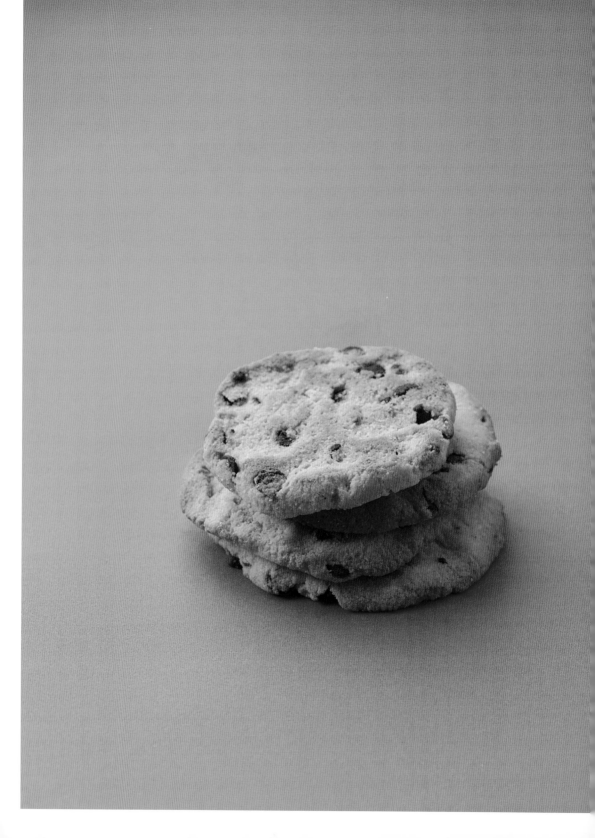

低糖
巧克力曲奇

材料

奶油 114g	鹽 1/4 茶匙
雞蛋 2 顆	Swerve 30g
鮮奶油 2 大匙	Stevia 2 滴
香草精 2 茶匙	黑巧可力豆 95g
杏仁粉 265g	

步驟

1 烤箱預熱 175 度，取一大碗將奶油、雞蛋、
Stevia、鮮奶油跟香草精混合，再加入粉類：杏
仁粉跟 Swerve 及鹽，攪拌均勻後最後混入巧克
力豆。

2 把烘焙紙墊在烤盤上在薄薄擦上一層油（奶油椰
子油皆可），用冰淇淋勺或湯匙將麵糊分球在烘
焙紙上，麵糊與麵糊之間的距離要至少留麵糊的
兩倍寬。用手掌輕輕壓平麵糊稍微整形。

3 烤約 15 ～ 17 分鐘，至表面金黃，取出放涼 5 分
鐘後，小心移至烤網冷卻。

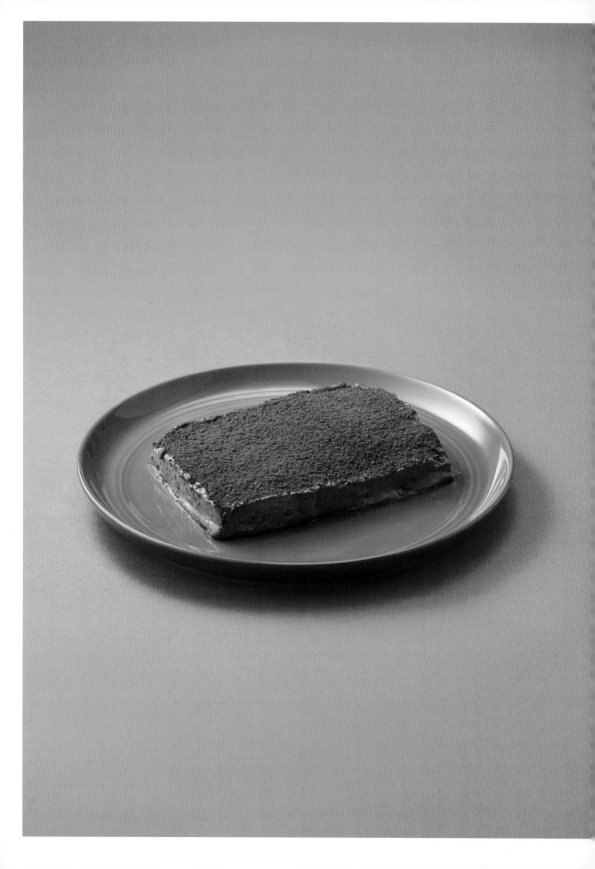

巧克力
慕斯

材料

成熟酪梨 2 顆　　　　羅漢果萃取液 2 滴
鮮奶油 160g　　　　無糖可可粉 3 茶匙
黑巧克力豆 90g　　　香草精 1 茶匙
蜂蜜 50g　　　　　　鹽 1/2 茶匙

步驟

---

1 將所有材料放入食物調理機或果汁機內,充分打勻至柔順。

2 倒入要使用的容器裡,冷藏 30 分鐘到 1 鐘頭,可以加一點巧克力碎片點綴。

舒壓、身體無負擔的

下　　午　　茶

afternoon tea

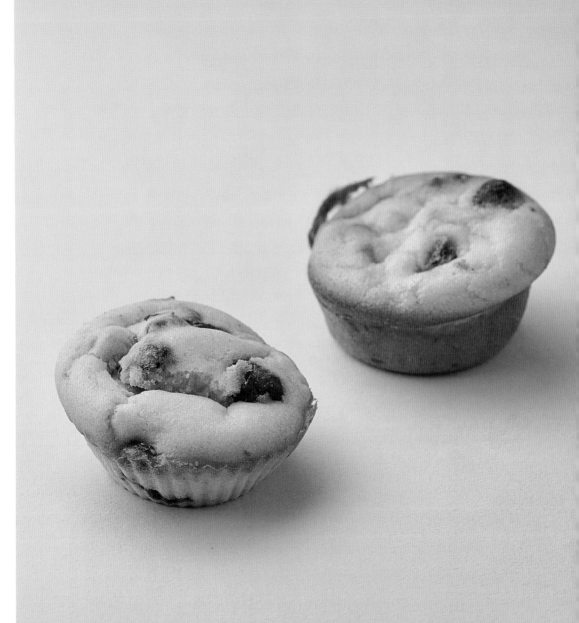

蔓越梅
杯子蛋糕

材料

A	I	C
奶油乳酪 100g	杏仁粉 50g	雞蛋 2 顆
奶油 50g	泡打粉 1 茶匙	鮮奶油 4 大匙
赤藻醣醇 1 大匙	鹽 1/4 茶匙	
羅漢果萃取液 1 滴	洋車前子粉 1/2 茶匙	
香草精 1/4 茶匙	椰子粉 1 大匙	

步驟

1 將 I 全部混合拌勻。

2 將 A 全部放置鋼盆內，用攪拌器打發到白色有波紋狀，再將 C 的雞蛋一次加一顆後打勻再加第 2 顆，打勻後最後加入鮮奶油，徹底混合。

3 將 I 加入鋼盆並拌勻，放入烤模中，放入適量蔓越梅。（這裡可以任意放想放的果乾口味，但要注意含糖份量，不要放太多喔！也可以放新鮮的藍莓或其他低糖水果。）

4 烤箱預熱 190 度，烤 10 分鐘後，降為 170 度，烤約 20 分鐘即可完成。

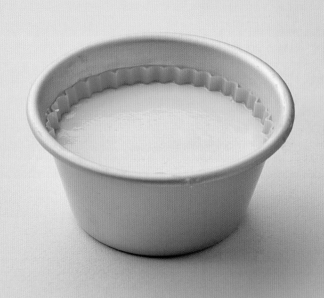

焦糖布丁

材料

鮮奶油 1 杯〈約 240c.c.〉
蛋 3 顆
甜味劑 60g
香草精 2 茶匙
百搭焦糖奶油醬 (參見 P.131 作法)

步驟

1 將鮮奶油跟甜味劑小火加熱至糖完全溶解，注意不要煮到沸騰。放涼。

2 將蛋打散後加入步驟 1，慢慢加入並同時攪拌。

3 加入香草精拌勻後，將蛋奶液過篩兩次後，再倒入烤皿。

4 用鋁箔紙蓋住烤皿，電鍋放入蒸架及約 250c.c. 的水，傾斜蓋上鍋蓋留一點點縫隙，按下電鍋開關等待跳起。輕輕搖晃布丁，若沒有明顯搖晃感就是成功了，如果還是很液體狀就再放 50c.c. 的水在外鍋在蒸一下（約 5 分鐘）。

5 放涼後冰到冰箱，食用前加上焦糖醬或是低升糖煉乳。

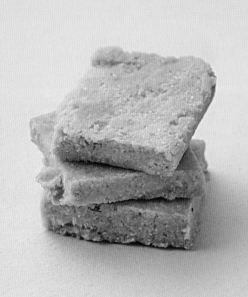

方塊酥餅

材料

杏仁粉 240g	洋蔥粉 1/2 茶匙
椰子粉 56g	鹽 1/4 茶匙
亞麻籽粉 1 茶匙	雞蛋 3 顆
乾迷迭香 1/2 茶匙	椰子油（或奶油豬油酪梨油）1 大匙

步驟

1. 烤箱預熱 170 度，烤盤鋪上烘焙紙。將杏仁粉、椰子粉、亞麻籽粉、迷迭香、洋蔥粉跟鹽均勻混合後，加入雞蛋跟油，充分攪拌均勻。

2. 另取兩張烘焙紙，將麵糰夾在兩張烘焙紙中間，用桿麵棍或空酒瓶桿平到厚度約 0.5 公分，拿開上層烘焙紙，用刀切成正方形，小心移至烤盤上。

3. 烤至表面金黃，約 15 ～ 18 分鐘，取出後完全冷卻放置密封罐保存。

★ Tips ★ 冷藏口感會更酥脆。

Chapter 03
減重甜點－超級食物打造健康無負擔的美味配方

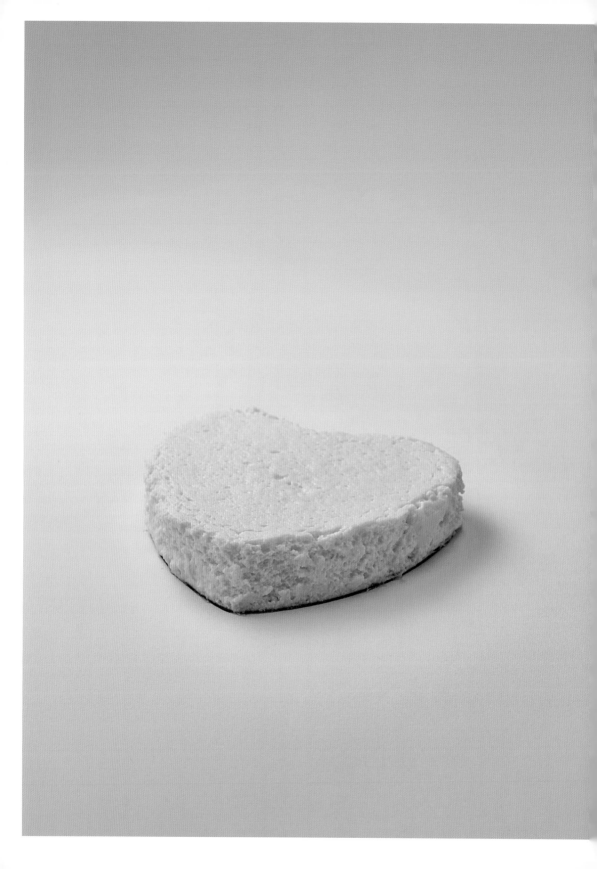

舒芙蕾

Cheese Cake

材料

奶油乳酪 300g	鮮奶油 150g
奶油 45g	黃原膠 1/4 茶匙
蛋黃 4 顆	赤藻醣醇 4 大匙
蛋白 3 顆	檸檬汁 10g

步驟

1 將奶油乳酪及奶油隔水加熱攪拌均勻。

2 蛋黃加入鮮奶油、赤藻醣醇 2 大匙及黃原膠拌勻後小火加熱並不停攪拌至濃稠（不能太高溫會變蛋花湯），熄火後再攪拌一下冷卻，然後拌入步驟 1 的奶酪糊再加入檸檬汁。

3 蛋白加入 2 大匙赤藻醣醇，打發到濕性打發，分次拌入蛋黃糊。

4 入模後在深烤盤先放入熱水，再放入烤模，烤箱 170 度烤 15 分鐘，轉 160 度烤 15 分鐘後，悶 1 小時。

5 冷卻後放冷藏，要熱熱吃或冷藏吃都可以唷！

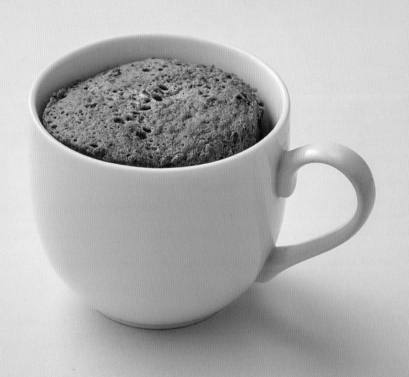

免烤箱
1 分鐘馬克杯
巧克力蛋糕

材料

1 大匙椰子粉	1/2 茶匙泡打粉
1 大匙可可粉	1/8 茶匙黑咖啡粉
1 大匙奶油	一撮鹽
1 又 1/2 茶匙乳酪起司	2 大匙赤藻醣醇
1 顆蛋	

步驟

1 將奶油跟乳酪起司放進馬克杯加熱融化，另取一容器將蛋打勻後加入馬克杯攪拌均勻。

2 將剩下的原料都放進馬克杯中徹底攪拌均勻，進微波爐微波 50 秒至 1 分鐘。

3 建議微波 50 秒，讓蛋糕帶著一點濕潤感會比較好吃，但還是可以依個人喜好決定微波秒數。

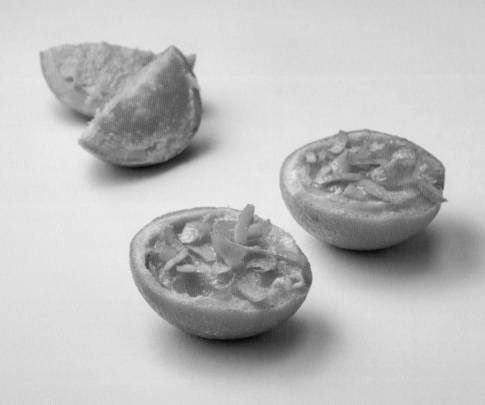

葡萄柚凍

材料

葡萄柚 1 顆
甜味劑 (葡萄柚總重量的 20% 重)
水 (葡萄柚總重量的 20% 重)
蒟蒻粉 (葡萄柚總重量的 4.5% 重)

步驟

1 將葡萄柚切半挖空果肉,外殼備用。

2 果肉加入水跟甜味劑,用食物處理器或果汁機稍微打勻後放入鍋內煮滾後加入蒟蒻粉。

3 將步驟 2 倒入葡萄柚空殼中冷卻後冷藏。

4 食用前再用刀切成想要的大小享用吧!

幫 助 增 肌 減 脂 的

運 動 前 甜 點

before exercise

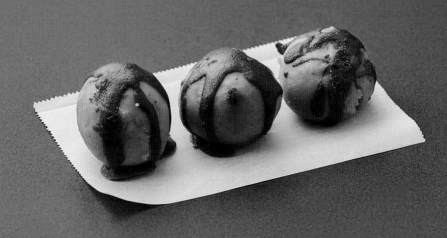

花生巧克力能量球

材料

奶油乳酪 225 g
無糖花生醬 125 g
椰子油 52 g、26 g（分開）
鹽 1 茶匙
無糖或高濃度巧克力豆 175 g

步驟

1 將奶油乳酪、花生醬、52 g 的椰子油及鹽放入容器中攪拌均勻（或用食物調理器也行），確定拌勻後放入冷藏 10 分鐘。

2 把烘焙紙墊在烤盤上，取出容器，醬料應該要呈現略硬的狀態，用冰淇淋勺或湯匙挖成球狀，再用手整形後放入烤盤，冷藏 5 分鐘，讓它再次定型。

3 將巧克力豆及 26 g 的椰子油放入可微波容器，微波約 30 秒至融化，攪拌均勻後用湯匙淋上我們的能量球，再進冰箱冷藏 5 分鐘。

4 享受你的能量球吧！如果帶出門，記得高溫的環境它可能會融化喔！

★ Tips ★ 冷藏口感會更酥脆。

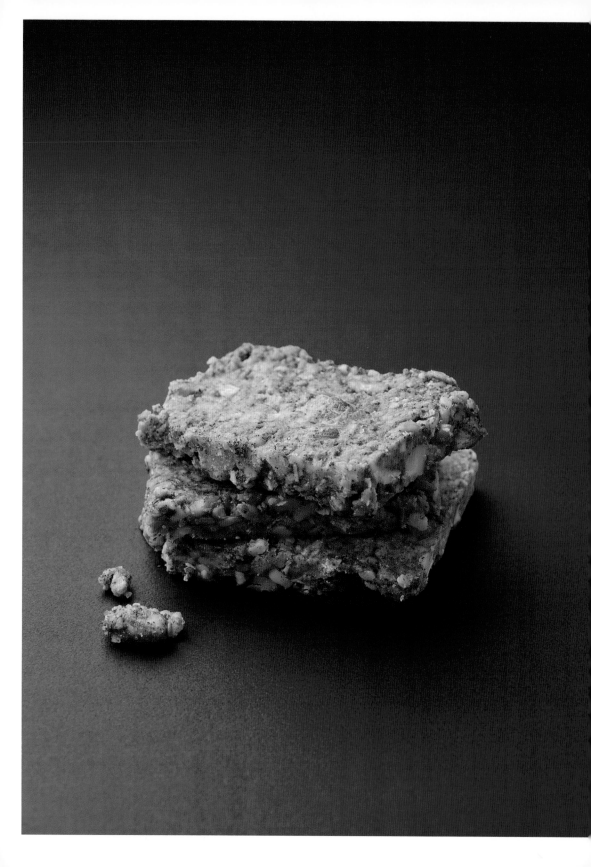

堅果酥

材料

各式堅果打碎 2 杯　　赤藻醣醇 1/3 杯
黑芝麻粉 1/2 杯　　　甜菊葉液 3 滴
洋車前子粉 2 大匙　　南瓜子 1/3 杯
奶油 1/3 杯（75g）　　枸杞隨意

步驟

1 用不沾平底鍋加熱奶油後加入赤藻糖醇、甜菊葉液加熱攪拌至完全溶解。

2 將所有材料拌勻。

3 倒入烤模，用力壓平壓實。

4 烤箱預熱 150 度，烤 30 分鐘，放涼切塊即可享用。

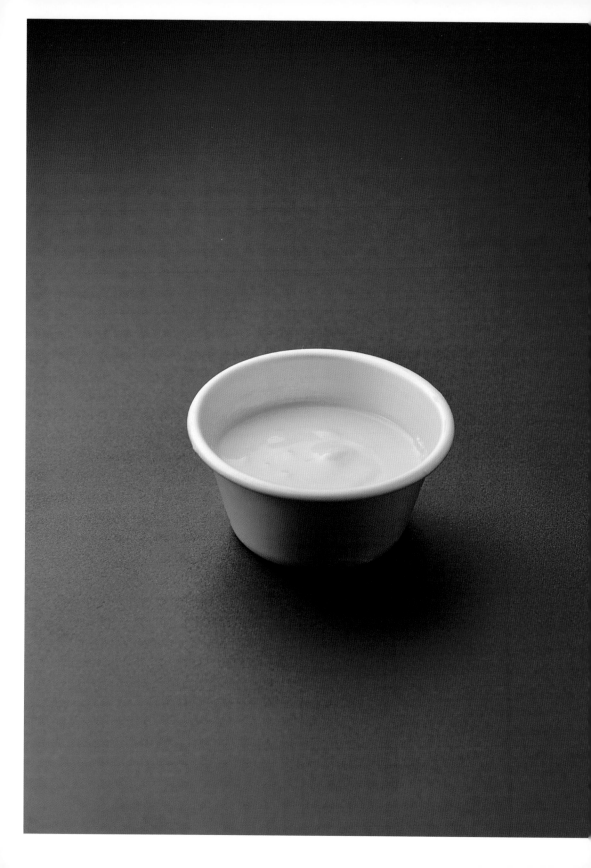

椰香
烤布蕾

材料

蛋黃 6 顆
鮮奶油 125ml
椰奶 125ml
椰子粉（或你喜歡的口味，如咖啡粉、巧克力粉等）10g
羅漢果液 2 滴
赤藻醣醇 80g

步驟

1 醬汁鍋中放入鮮奶油、椰奶、赤藻醣醇及羅漢果液，小火加熱至糖融化，期間用打蛋器攪拌勻。

2 蛋黃攪拌勻後倒入醬汁鍋，離火攪拌後再放回火上約 5 秒，用小火，再離火攪拌，來回至少 5 次，將蛋液跟奶液充分攪拌均勻，小心火侯不要讓蛋被煮熟，也可以隔水加熱會更溫和控制火侯。

3 烤箱預熱 110 度。將椰子粉加入醬汁鍋，充分攪拌後，過篩倒入布丁皿，烤盤倒入約 1 公分的水後放入布丁皿，入烤箱 110 度烤 45 分鐘。

4 取出檢查搖晃後表面無劇烈搖晃即可，放涼後放入冷藏。

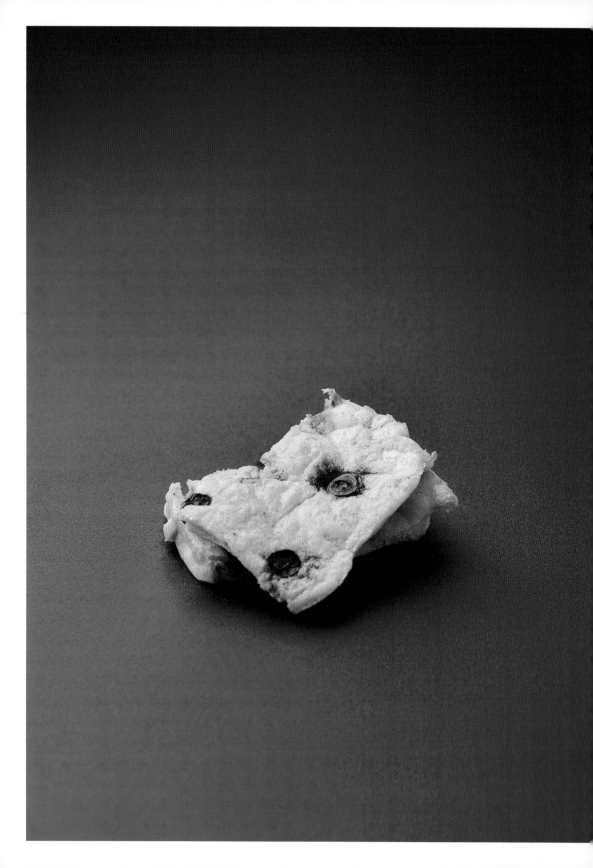

起司
能量棒

材料

奶油或椰子油（融化的） 150g   泡打粉 1/2 茶匙

一撮鹽   冷凍莓果類 50g

蛋 6 顆

奶油乳酪 120g

香草精 2 茶匙

赤藻醣醇或我推薦的甜味劑約 4 大匙

（個人口味可增減）

步驟

---

1 將莓果以外的材料全部混合，用食物處理器打至
    質地柔順。

2 入模後平均放入莓果，烤箱預熱 160 度，烤約
    25 ～ 30 分鐘。

3 放涼後切成想要的大小，放冷藏保存。

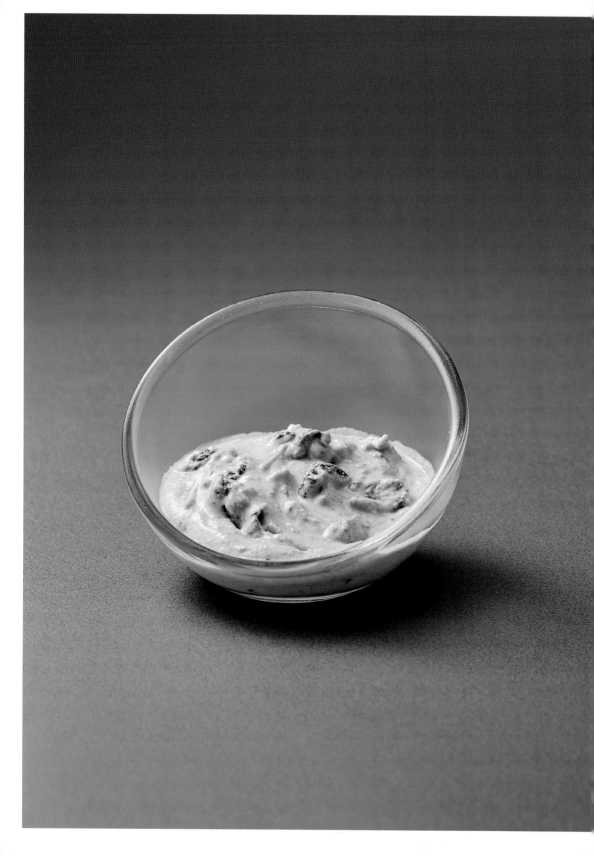

濃厚系
藍莓起司
冰淇淋

材料

鮮奶油 150ml

奶油乳酪 100g

赤藻醣醇 1 大匙

羅漢果堂萃取液 2 滴

香草精 1 茶匙

藍莓 100g

步驟

1 將藍莓以外的所有材料放入食物料理機打勻後放
入一個玻璃罐或密封瓶,瓶身盡量圓扁型,蓋好
之後用力地搖,像搖手搖杯一樣,搖到感覺瓶
內沒有晃動感,約 5 分鐘。然後將瓶子放進冷凍
庫。

2 將藍莓清洗乾淨後用叉子壓成泥狀,放入不沾鍋
小火煮至沸騰後收汁放涼,狀態會像是果醬。

3 2 小時後將瓶子從冷凍拿出來,將藍莓醬與冰淇
淋混合攪拌後再度冷凍,至少 4 小時。要食用時
拿出回溫約 10 分鐘即可享用。

每天喝也不怕胖的

減　重　飲　品

drink

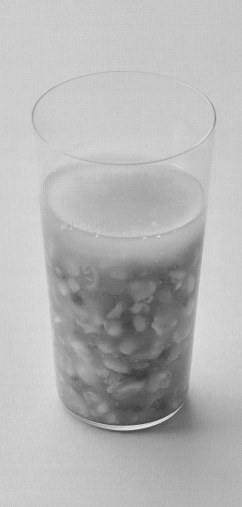

低糖退火
綠豆薏仁

材料

綠豆 300g

薏仁 150g

赤藻醣醇 1 大匙（或依個人喜好添加）

步驟

---

1 將綠豆洗淨後用食用水淹過表面約 3 公分，電鍋外鍋放 1 杯水，蒸完電源跳起來後多悶半小時。

2 將洗淨的薏仁跟等量的水加入蒸過一次的綠豆湯鍋內，外鍋加一杯半熱水後繼續蒸。

3 開關跳起後，一樣先悶半小時後，用湯勺檢查是否是自己喜歡的軟硬度跟稠度，滿意的話再加入適當的赤藻醣醇調味，放涼後冷藏保存。

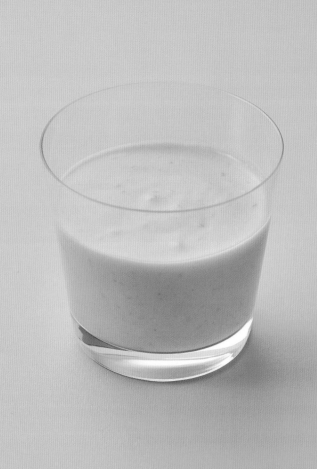

椰奶
燕麥粥

材料

奶油（或椰子油）28 g

雞蛋 1 g

椰子粉 1 茶匙

洋車前子粉 1 搓

椰漿 4 茶匙

鹽 1 搓

步驟

---

1 將所有材料放進不沾鍋的醬料鍋中，混合均勻後以小火加熱，並持續地攪拌直到你想要的濃稠度。

2 自己可適量添加椰奶或新鮮藍莓，完成！

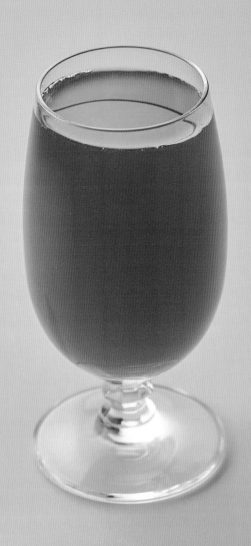

檸檬
莓果飲

材料

藍莓或蔓越莓 250g

水 1000 ml

赤藻醣醇 40g

檸檬汁 120g

海鹽或岩鹽 1/2 茶匙

步驟

---

1 將莓果和 500ml 的水放入平底鍋或醬料鍋，大火加熱至冒泡，轉中火煮約 2 到 3 分鐘，蓋上鍋蓋熄火悶約 25 分鐘。

2 將莓果汁過濾到另一個容器，可以用大湯匙擠壓在濾網上的莓果，莓果汁加入赤藻醣醇，攪拌至無顆粒放至室溫，然後加入純檸檬汁（建議自己用新鮮檸檬或萊姆擠原汁）攪勻後最後加入鹽，讓鹽也完全溶解。

3 最後用水調整自己喜歡的濃稠度，可以加入點冰塊一起喝。

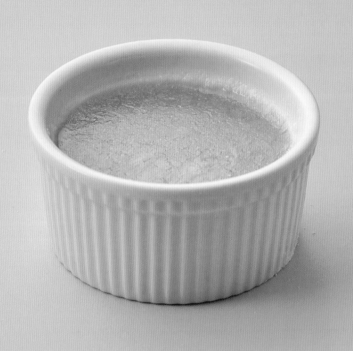

百搭
焦糖奶油醬

材料

奶油 6 大匙

鮮奶油 120g

赤藻醣醇 200g

太妃糖口味 stevia 2 滴

步驟

---

1 製作膠化奶油：用一個平底不沾鍋加熱奶油，不
　斷攪拌至奶油呈現深咖啡色並有堅果香氣。

2 放入剩餘材料，繼續攪拌至滑順無顆粒。

3 可以放冰箱冷藏，使用時再加熱融化即可。

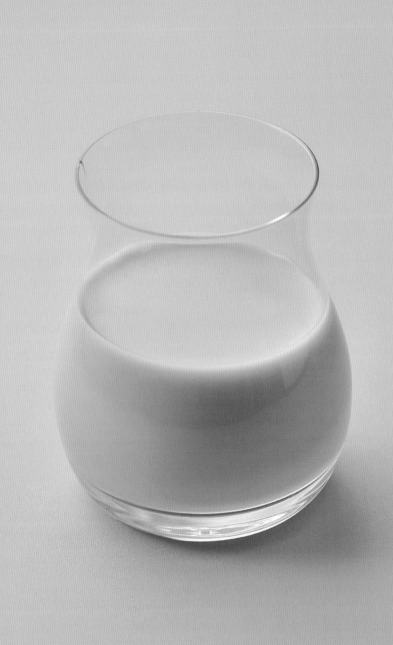

鍋煮奶茶

材料

水 250 ml
茶葉 10g
鮮奶油 150g
赤藻醣醇 1 大匙

步驟

1 水煮滾後,放入切碎茶葉,轉小火煮約 2 分鐘。

2 倒入鮮奶油,慢火煮熱但不要煮到沸騰。

3 關火後放入赤藻醣醇,攪拌均勻後過濾網篩去雜質,即可享用。

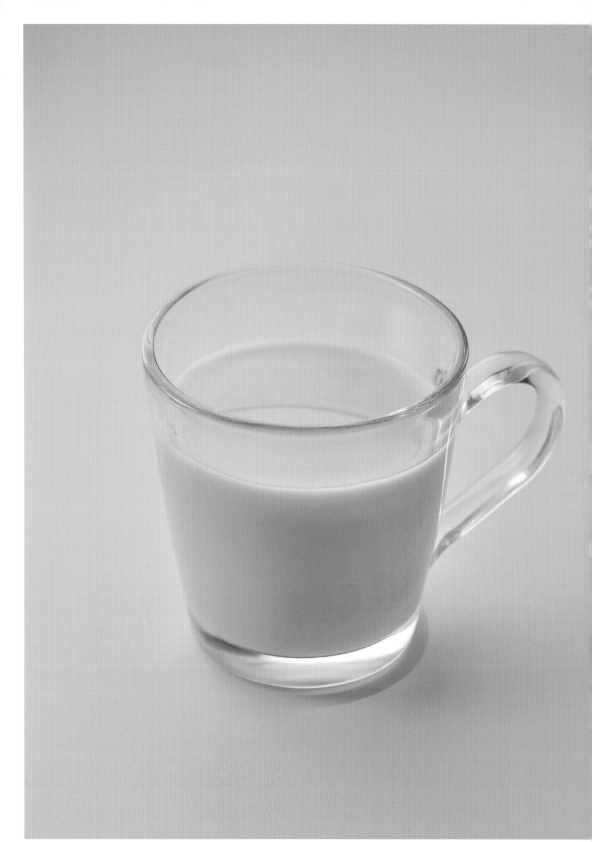

防彈咖啡

材料

過濾水 240 c.c.

椰子油 20c.c.

無鹽奶油 20g

步驟

1 煮沸過濾水沖煮出黑咖啡。

2 將準備好的黑咖啡、椰子油和奶油倒入果汁機，
　20 ～ 30 秒打勻。

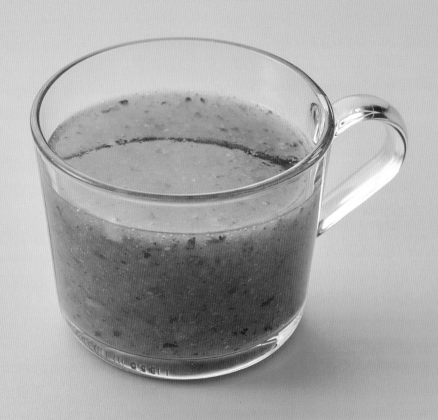

膠質
銀耳湯

材料

新鮮白木耳適量

水：白木耳的 2.5 倍

椰糖及赤藻糖醇隨個人口味增減

紅棗及枸杞適量

步驟

---

1 將新鮮白木耳沖洗後用手剝碎，與過濾冷水一起
  入鍋，開火煮滾後轉小火熬煮。

2 放入枸杞與紅棗，繼續熬煮至喜歡的濃稠度，記
  得要不時攪拌及注意火侯。

3 我喜歡比較濃稠的口感，所以會在大滾後熄火悶
  半小時再開火煮至沸騰再熄火悶。

4 完成後再加入甜味劑調味，建議慢慢加不要一次
  加太快。

BUTTER OR MARGARINE

U.S. cups	to	Grams
1/8 cup		30 grams
1/4 cup		55 grams
1/3 cup		75 grams
3/8 cup		85 grams
1/2 cup		115 grams
5/8 cup		140 grams
2/3 cup		150 grams
3/4 cup		170 grams
7/8 cup		200 grams
1 cup		225 grams

艾熙的減重甜點

5種超級食物，打造讓身體吃得快樂、滿足的美味配方

作 者	陳艾熙	
副 主 編	蔡月薰	
服 裝	鄭凱文	
妝 髮	HAng HAng	
封面、內頁攝影	Adams Chang	
食 譜 攝 影	劉柏佑	
美 術 設 計	犬良設計	
場 地 贊 助	台北中山意舍酒店及Buttermilk摩登美式餐廳	
執 行 企 劃	朱妍靜	

董 事 長　趙政岷

出 版 者　時報文化出版企業股份有限公司

　　　　　10803 台北市和平西路三段240號7樓

發 行 專 線　02-2306-6842

讀者服務專線　0800-231-705、02-2304-7103

讀者服務傳真　02-2304-6858

郵 撥　1934-4724時報文化出版公司

信 箱　台北郵政79～99信箱

時 報 悅 讀 網　www.readingtimes.com.tw

電子郵件信箱　books@readingtimes.com.tw

法 律 顧 問　理律法律事務所 陳長文律師、李念祖律師

印 刷　詠豐印刷有限公司

初 版 一 刷　2019年8月9日

定 價　新台幣350元

艾熙的減重甜點：5種超級食物，打造讓身體吃得快
樂、滿足的美味配方 / 陳艾熙作. -- 初版. -- 臺北市：
時報文化, 2019.08
　面；　公分
ISBN 978-957-13-7850-3(平裝)
1.減重 2.健康飲食

411.94　　　　　　　　　　108009543

時報文化出版公司成立於 1975 年，並於 1999 年股票上櫃公
開發行，於 2008 年脫離中時集團非屬旺中，以「尊重智慧與
創意的文化事業」為信念。

版 權 所 有，翻 印 必 究（缺 頁 或 破 損 的 書，請 寄 回 更 換）

ISBN 978-957-13-7850-3 | Printed in Taiwan | All right reserved.